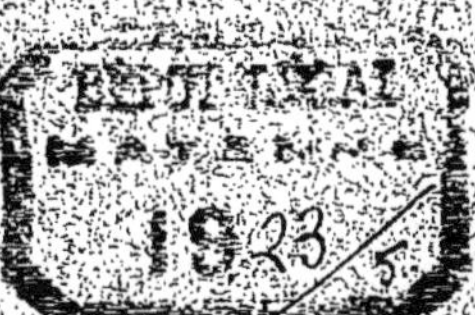

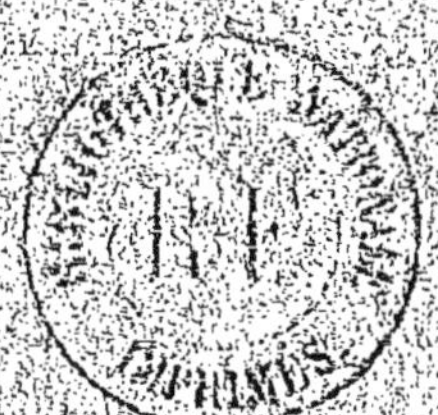

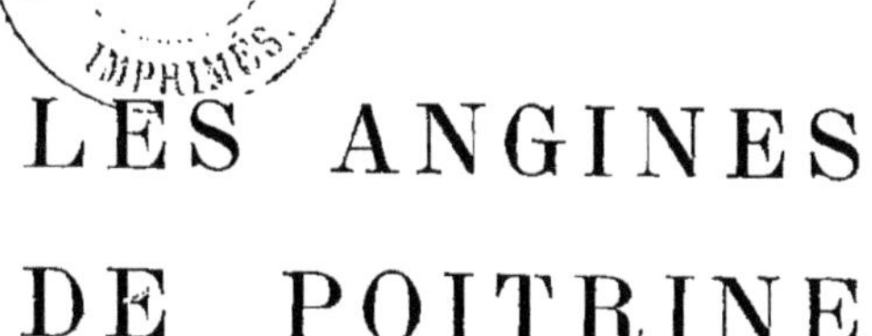

LES ANGINES DE POITRINE

DU MÊME AUTEUR

DIAGNOSTIC CLINIQUE (EXAMENS. SYMPTÔMES). *Quatrième édition, revue et augmentée.* Paris, 1922. 1 vol. in-8 de 1040 pages avec une riche illustration de 851 figures dont 31 en couleurs. Relié carton souple. *Paraîtra en octobre 1922.*

THÉRAPEUTIQUE CLINIQUE. Paris 1921. 2 vol. formant ensemble 1340 pages avec 312 figures dans le texte et de nombreux tableaux. Relié carton souple . . . . 70 fr.

ÉLÉMENTS DE BIOMÉTRIE. 2e édition, revue et augmentée. Paris 1921. 1 vol. de 220 pages avec 82 figures . . . . 12 fr.

Alfred MARTINET

LES ANGINES DE POITRINE

LE SYNDROME CLINIQUE
PATHOGÉNIE — PRONOSTIC — THÉRAPEUTIQUE
PRATIQUE MÉDICALE

AVEC 35 FIGURES ET SCHÉMAS
ET 4 PLANCHES HORS TEXTE

MASSON ET Cie, ÉDITEURS
LIBRAIRES DE L'ACADÉMIE DE MÉDECINE
120, BOULEVARD SAINT-GERMAIN, PARIS (VIe)
1922

I

L'ANGINE DE POITRINE

N'EST QU'UN SYNDROME CLINIQUE, BANAL, SANS SPÉCIFICITÉ NOSOLOGIQUE.

CAS TYPIQUES D'ANGORS

I

L'angine de poitrine n'est qu'un syndrome clinique, banal, sans spécificité nosologique.
Cas typiques d'angors :
Angor pithiatique. — Névrose d'angoisse.
Angor mécanique. — Aérophagie et angiospasme.
Angor goutteux. — Goutte, pléthore, angiospasme.
Angor aortico-syphilitique. Type Hodgson.
Angor aortico-syphilitique avec myocardite.
Angor myocarditique.

On connait la boutade classique de Ricord au sujet du chancre syphilitique : « Quand j'ai eu vu dix chancres j'ai connu mon chancre, quand j'en ai eu vu cent je le connaissais un peu moins bien, maintenant que j'en ai vu dix mille je n'y connais plus rien du tout ». Avec combien plus de raison cette boutade s'appliquerait à l'angine de poitrine ou du moins à l'angine de poitrine considérée comme une manière d'entité morbide.

Il est essentiel d'établir tout d'abord et sans contestation possible que l' « angine de poitrine » est un syndrome d'une extraordinaire banalité, qui peut se rencontrer dans les circonstances cliniques les plus diverses, qui est dépourvu de toute spécificité pathologique et qui ne vaut, et précisément, que par les facteurs physiopathologiques qui le conditionnent. Le point est d'importance capitale, car on ne soignera correctement une angine de poitrine qu'à la condition d'en connaitre les causes (elles peuvent être innombrables) et d'en déduire rationnellement le traitement adéquat.

Certes, la thèse n'est pas nouvelle et on la trouve plus ou moins explicitement exprimée par la plupart des auteurs modernes, tels par exemple Huchard et Robin, Barié (1), Landouzy (2), Lian (3) — il n'en est pas moins vrai qu'après les interprétations anatomiques exclusives : angine de poitrine = névrite du plexus cardiaque, angine de poitrine = affection des coronaires, angine de poitrine = myocardite, une théorie angine de poitrine = syphilis tend à s'y substituer et qu'il y a lieu d'y couper court.

∴

Il convient d'abord de bien s'entendre sur le terme « angine de poitrine ». L'angine de poitrine est caractérisée cliniquement par la triade symptomatique suivante :

1° **Douleur précordiale avec sensation de « constriction thoracique » et « d'étreinte rétro-sternale »**, — qu'exprimaient bien les termes « sternalgie », « sternodynia syncopalis » proposés au début du siècle par l'école française (Baumès) (4) et auxquels ont été préférées, à notre avis bien à tort, les dénominations angor pectoris, angine de poitrine (Heberden) (5) beaucoup moins précises — dont le seul mérite nous paraît être celui de l'antériorité.

(1) Barié, *Traité pratique des maladies du cœur et de l'aorte*, 3e édit., p 905.

(2) Landouzy, *Progrès médical*, 1883, pp. 689-710.

(3) Lian, *Journal de médecine et de chirurgie pratique*, 1920, art. 26099, p. 491.

(4) Baumès, 2 mémoires. *Annales de la Société de Médecine de Montpellier*, 1808.

(5) Heberden. *Communication au Collège Royal de Médecine de Londres,* 21 juillet 1768.

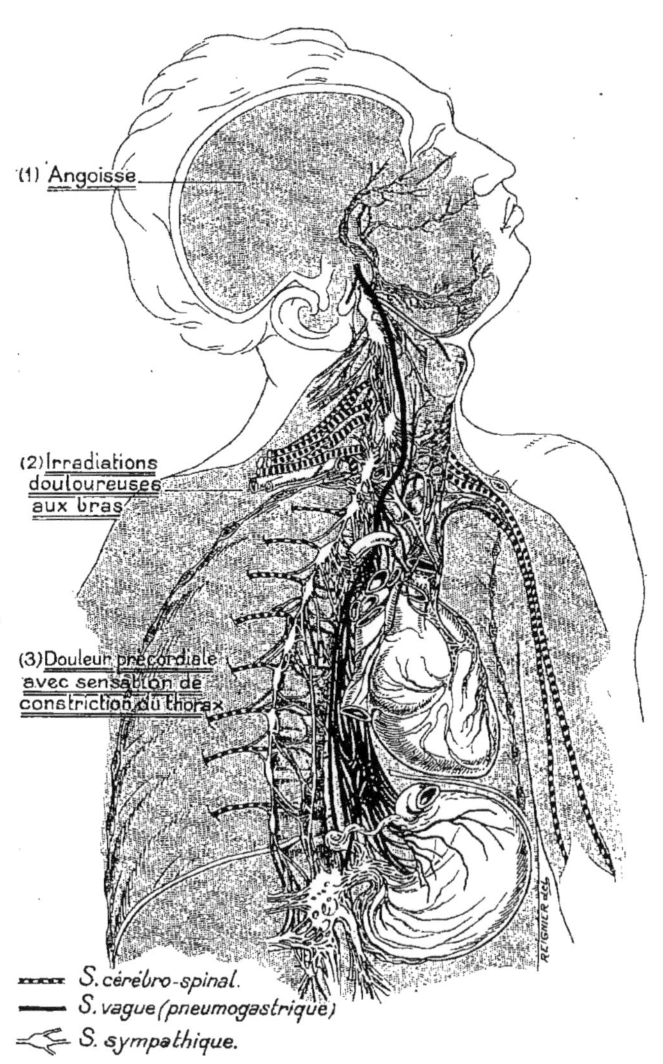

FIGURE I
Schéma symptomatique de l'angine de poitrine

2° avec ou non, ***irradiations brachiales***, le plus souvent à gauche principalement dans la zone du nerf cubital,

3° s'accompagnant d'une sensation ***d'angoisse*** plus ou

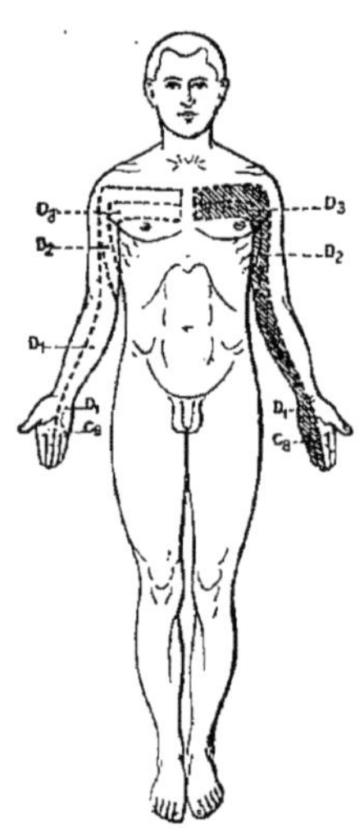

FIGURE II

Distribution de la douleur

Distribution de la douleur et de l'hyperalgésie cutanée après des accès répétés d'angine de poitrine.

C^8, 8e cervicale ; D^1, D^2, D^3, 1re, 2e et 3e dorsales.

moins vive pouvant aller jusqu'à ***l'impression de mort imminente*** et c'est précisément cette angoisse constante qui a été surtout retenue par Heberden — et caractérisée par les mots ***angor, angine de poitrine***.

A notre avis le terme *sternodynie angoissante* qui mettrait en évidence les deux symptômes essentiels du syndrome — la douleur précordiale à localisation rétro-sternale (sternodynie) et l'angoisse — est celui qui conviendrait le mieux.

Tels sont les éléments essentiels du syndrome clinique, d'ailleurs absolument classique caractéristique de l'angine de poitrine. Les nuances peuvent en être infiniment variées, depuis l'esquisse fugace de l'étreinte précordiale avec angoisse (cœur serré de l'émotion, de l'appréhension, de la crainte) jusqu'au grand accès dramatique à la description duquel se complaisaient, faute de mieux, les classiques, *le trépied symptomatique sus-rappelé est la seule base solide du syndrome.* Ces nuances, la prédominance diurne ou nocturne des crises, les irradiations douloureuses plus ou moins étendues, les symptomatologies adjuvantes, hypersécrétions gastro-intestinales, renvois, agitation ou calme dramatique, sans être absolument négligeables au point de vue clinique, n'en sont pas moins d'une importance secondaire dans la recherche — essentielle — de la pathogénie du syndrome angineux.

Tout au plus nous paraît-il rationnel de différencier

1) ***Les douleurs angineuses, dyspnéiformes***, subordonnées à l'effort et à peu près toujours symptomatiques de lésions cardiovasculaires : aortite et insuffisance ventriculaire gauche.

2) ***Les douleurs angineuses du type névralgique***, souvent à prédominance nocturne, ou subordonnées à l'angoisse et que ne réveille ni ne déclanche l'effort qui au contraire bien souvent en atténue la violence. Elles peuvent être indépendantes de toute lésion cardiovasculaire et sont le plus souvent de signification bénigne.

*
* *

On peut, disons-nous, rencontrer ce syndrome dans *les circonstances cliniques* les plus variées. Nous ne croyons pouvoir mieux faire que d'en administrer tout d'abord la démonstration clinique sous les espèces de 6 observations typiques concrètes d'angines de poitrine, nettement caractérisées quant au syndrome : 1) douleur précordiale, « sternalgique » ; 2) avec irradiations brachiales ; 3) angoisse plus ou moins vive, pouvant aller jusqu'à la sensation de mort imminente.

OBSERVATION I

Observation 2356

Angor pithiatique

Il s'agissait, comme le montrera l'observation résumée ci-contre, d'un sujet de 64 ans au moment de l'observation (70 actuellement) et qui vint nous consulter au sujet d'accès paroxystiques tant diurnes que nocturnes, de douleurs rétrosternales, avec angoisse et oppression, sensation de mort prochaine, accès surtout graves et quasi-subintrants depuis trois ans à la suite d'un diagnostic d' « aortite avec phénomènes d'angor » porté, *paraît-il*, par un confrère.

L'examen méthodique ne décelait aucune lésion cardio-aortique appréciable, ni même de trouble fonctionnel — tensions, auscultations, orthoradiographies, épreuves fonctionnelles étaient sensiblement normales.

En revanche l'histoire clinique et l'examen dénotaient une cholémie constitutionnelle évidente, avec hyposthénie

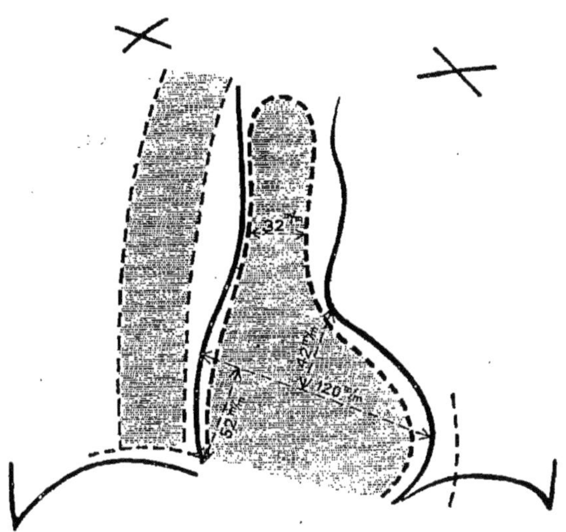

FIGURE III
Angor pithiatique (Obs. 2356).

Homme 1853. 1m, 72 = 74.500 kilog. 68 $\frac{14\ 1/2\ \text{(maxima)}}{8\ 1/2\ \text{(minima)}}$.

Ni sucre ni albumine, auscultation négative, épreuve fonctionnelle excellente, pas de spécificité.

Antécédents hépatiques (coliques hépatiques, ictères, cholémie).

Débilité veineuse (varices, varicocèle, hémorrhoïdes).

Sujet inquiet (scrupuleux, pessimiste).

Depuis 3 ans, à la suite de diagnostic d'aortite, douleurs rétro-sternales, angoisse et oppression, syndrome d'angor diurne et nocturne.

Diagnostic :

1) *Cholémie.*

2) *Hyposthénie neuro-circulatoire*, psychonévrose dépressive, névrose d'angoisse.

3) Aucune lésion cardio-artérielle.

4) *Faux angor pithiatique* et par spasme émotif.

Traitement :

1) *Psychothérapie* : aucune lésion, aucun danger.

2) Strychnine, Biophorine.

Résultat : Immédiat, renforcé par traitement, aucune crise. Il persiste encore sans modification objective appréciable.

générale, psychonévrose dépressive, névrose d'angoisse.

Nous écrivîmes notre diagnostic sur l'ordonnance même.

1) Aucune lésion cardio-artérielle;

2) (Faux) Angor pithiatique par spasme émotif;

3) Cholémie;

4) Hyposthénie générale avec névrose d'angoisse.

Notre psychothérapie formelle d'affirmation avec démonstrations objectives adéquates (pressions, auto-auscultation, auto-examen radioscopique, etc.) et quelques banales adjuvances thérapeutiques débarrassèrent complètement et immédiatement le sujet de son angine et cette euphorie persiste depuis six ans.

On trouvera ci-contre l'observation condensée.

OBSERVATION II

Observation 3596

Angor d'origine mécanique, aérophagique par compression et refoulement du diaphragme, du cœur et de l'aorte, guéri par une médication purement évacuatrice de l'estomac.

Un patient de 57 ans — globetrotter intrépide — pratiquant habituel de tous les sports, se présente à nous pour demander soulagement de crises paroxystiques de douleurs précordiales et rétrosternales violentes survenant surtout après les repas, à l'occasion de la marche et des efforts, s'irradiant vers le bras gauche, et le clouant au sol fortement angoissé. La première crise date de 1914, la dernière du jour même et nous sommes en 1919. Aucun des traitements conseillés (médication digitalique, iodures, nitrites, médication spécifique) n'a procuré de soulagement appréciable.

Comme antécédent on ne relève, chez cet homme fort robuste et modérément pléthorique, qu'une hérédité maternelle goutteuse, une blennorrhagie à 19 ans, pas de syphilis, usage modéré du tabac (quelques cigarettes). L'hygiène générale est excellente, sauf au point de vue alimentaire. Une alimentation trop riche, trop substantielle et trop hâtivement absorbée a provoqué depuis la cinquantaine des troubles digestifs assez fréquents (dyspepsie banale avec météorisme et congestion du foie).

L'examen dénote un poids un peu fort, 76 kilogs pour 1,71. Une hypertension marquée tant maxima que minima $\frac{23}{12\ 1/2}$ avec tachycardie 100. Choc en marteau du deuxième bruit à la base. L'orthoradioscopie révèle une poche à air énorme refoulant fortement avec la partie gauche du diaphragme le cœur et l'aorte qui sont tordus sur leurs axes.

L'hypertension considérable — le choc en marteau du deuxième bruit — la déformation aortique, nous obligent à discuter le diagnostic d'aortite chez un pléthorique fils de goutteux, mais la constatation prédominante est l'énorme poche à air stomacale, c'est elle qui nous paraît constituer l'indication actuelle essentielle. Nous prescrivons une ordonnance évacuatrice stomacale (rééducation masticatoire, restriction alimentaire, solutions isotoniques évacuatrices de Léon Meunier).

Le résultat est absolu et quasi-immédiat. Les deux observations condensées ci-après le font sauter aux yeux. Il dure encore.

Il s'agissait donc — et sans aucun doute — d'un *syndrome anginiforme d'origine mécanique subordonné au refoulement post-prandial du diaphragme, du cœur et de l'aorte, par une poche à air stomacale énorme.*

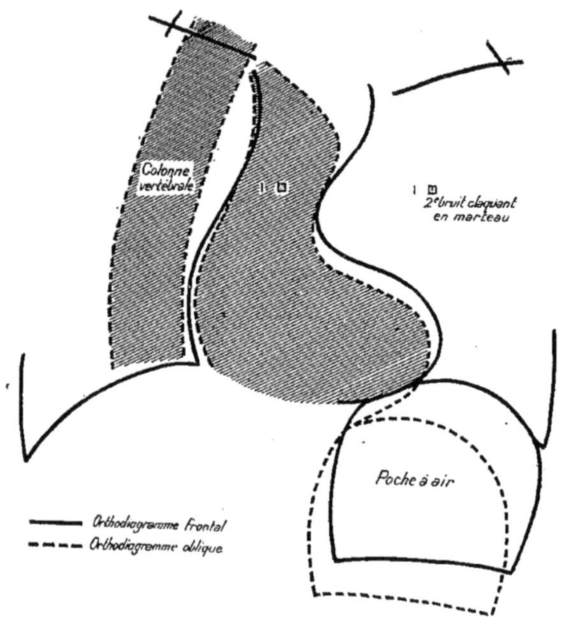

FIGURE IV
Angor d'origine mécanique (Obs. 3596).

Homme 1862 $\frac{1^m,71}{0^m,27}$ = 76 kilog ; 100 $\frac{23 \text{ (maxima)}}{12\ 1/2 \text{ (minima)}}$.

Syndrome anginiforme très accentué surtout accusé à l'occasion de la marche et après les repas. Les crises clouent le sujet au sol et lui interdisent tout mouvement.

Poche à air stomacale énorme et météorisme abdominal avec refoulement considérable du cœur et déformation de l'aorte.

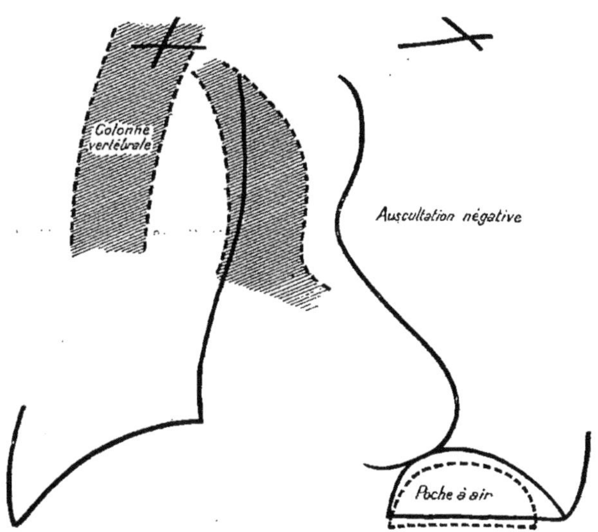

FIGURE V
Angor d'origine mécanique (Obs. 3596).

$$60 \frac{16 \text{ (maxima).}}{10\ 1/2 \text{ (minima).}}$$

Même sujet, 3 semaines plus tard, après traitement : 74 kilogr. 800. Disparition de toute manifestation anginiforme. Reprise de la marche et d'exercices sportifs modérés.

Disparition du météorisme abdominal et grande réduction de la poche à air stomacale. Cœur et aorte ont repris leur forme et leur position normales.

OBSERVATION III

OBSERVATION 272

Angor par angiospasme, goutte et pléthore avec grosse hypertension facilement réduite au début par les cures de réduction appropriées.

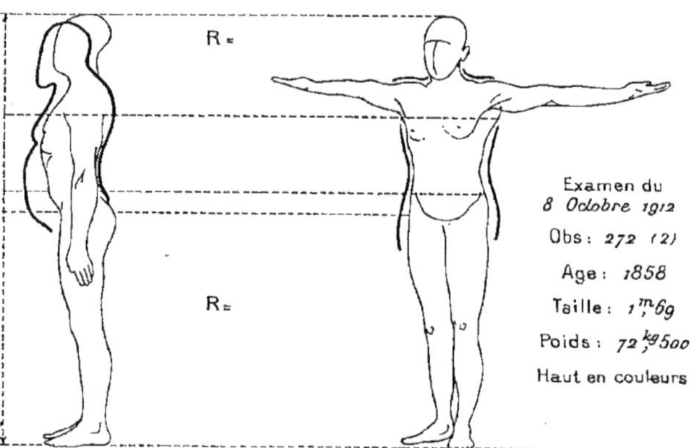

FIGURE VI

Angor par angiospasme, goutte et pléthore.

Cette observation donna lieu, comme nous allons le voir, à beaucoup plus de péripéties et fournit un cas de transition type entre les angors tout à fait bénins des observations précédentes et les angors ultra-graves et à terminaison rapidement fatale des observations suivantes.

Antécédents

héréditaires :

Grand'père *goutteux*.

Père *sujet à sciatique et à lumbago*.

personnels :

Goutte depuis 25 ans, *4 à 5 crises par an ; sciatique, lumbago*.

En 1912

Janvier : *crise de goutte, durée 15 jours*.

Mars : *crise de lumbago*.

Mai : *crise d'oppression après les repas, à l'occasion de montées avec sensation de constriction thoracique et douleurs dans le bras gauche*.

8 octobre 1912 :

Le 2 octobre, à la sortie du théâtre, crise d'oppression terrible avec constriction thoracique, sensation de mort imminente, expectoration spumo-sanguinolente arrêtée par saignée et morphine.

Adressé le 8 octobre par un confrère dans les termes suivants :

Crise d'angine de poitrine grave avec œdème aigu du poumon.

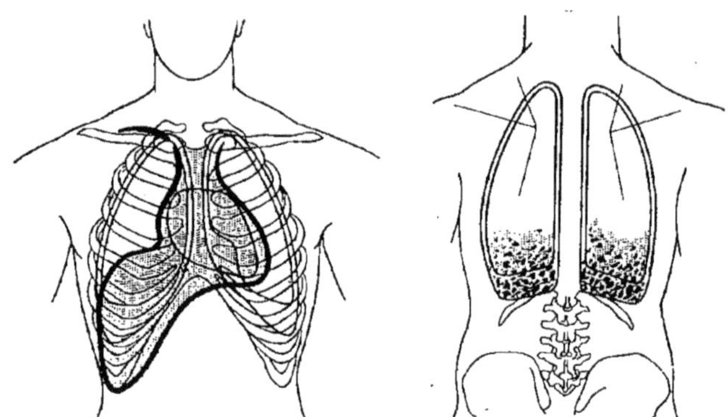

FIGURE VII
Angor par angiospasme, goutte et pléthore.

Examen du *8 Octobre 1912*

Obs : *272 (3)*

H. $1^{m}69$ $72^{k}{,}500$

$$120 \frac{26}{13} \text{ — viscosité } 4{,}8.$$

Auscultation : bruits sourds, pas de souffles.
Débit urinaire quotidien 0.800.

$$\text{Coefficient hydrurique } \frac{0.800}{13} = 0\ \text{l}.060.$$

Albumine.
Dilatation cardiaque.
Congestion du foie.

Œdème des bases.
Dyspnée marquée.

Crises d'angor avec œdème aigu chez goutteux par pléthore et angiospasme.

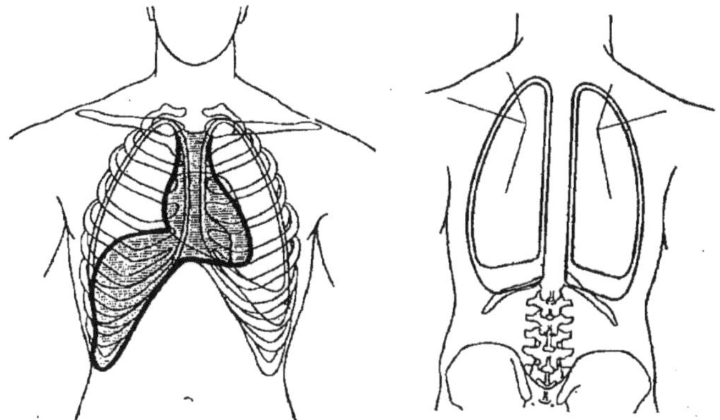

FIGURES VIII ET IX
Angor par angiospasme, goutte et pléthore.

Examen du *23 Octobre 1912*
Obs : *272 (5)*
H. *1^{m},69* *70^{k},200*

$96 \frac{18}{10}$ — viscosité : 6,2
Auscultation : bruits assez bien frappés.
Débit urinaire quotidien : 2 litres.
Coefficient hydrurique $\frac{2^{l}}{8} = 0^{l}250$.

Plus de dilatation cardiaque.
Plus de congestion du foie.
Plus d'œdème des bases.
Plus d'albumine.
Plus d'angor ni de dyspnée.

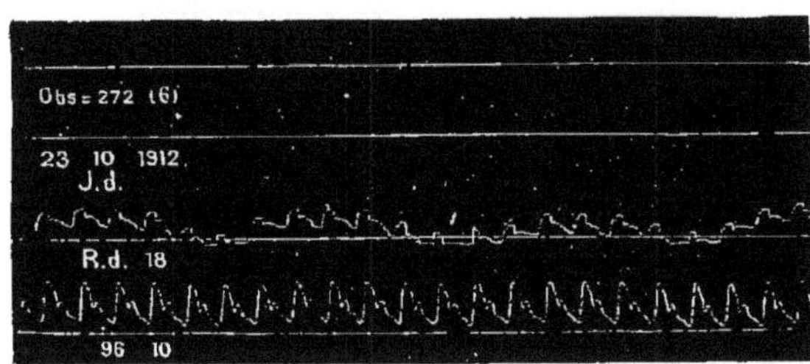

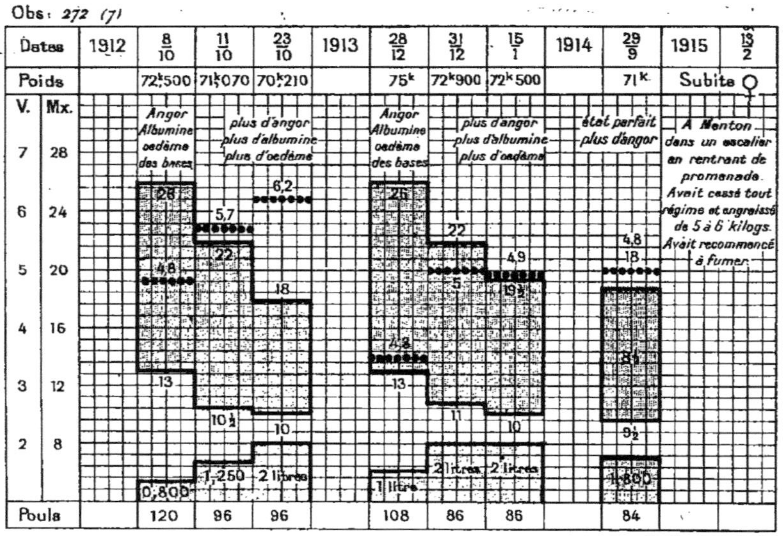

Obs : 272 (7)

Dates	1912	8/10	11/10	23/10	1913	28/12	31/12	15/1	1914	29/9	1915	13/2
Poids		72k500	71k070	70k210		75k	72k900	72k500		71k	Subite ♀	
Pouls		120	96	96		108	86	86		84		

FIGURE X

Angor par angiospasme, goutte et pléthore (Evolution)

Crises d'hypertension avec hydrémie, angor, œdème aigu du poumon réduites par rétention hydrique et chlorurée.

Cette observation est intéressante à plus d'un titre. Elle montre tout d'abord, combien complètement et pendant longtemps, ces crises anginiformes des pléthoriques goutteux sont facilement réductibles sous l'influence des mesures diététiques et physiothérapiques appropriées. Car ici, la terminaison fatale fut certainement provoquée par l'imprudence manifeste du sujet.

Le traitement suivi fera l'objet d'un exposé ultérieur.

OBSERVATION IV

Observation 7

Angor subordonné à une aortite spécifique et à des crises angiospasmodiques paroxystiques aboutissant rapidement à la mort au cours d'une crise nocturne.

Il s'agissait ici d'un homme de 48 ans, spécifique ancien mal soigné (un an de pilules), porteur d'une aortite syphilitique avec insuffisance (Hodgson), névropathe invétéré, alcoolique et nicotinique incoercible, et qui momentanément soulagé par le traitement spécifique (HgCy intraveineux), le régime lacté réduit et des cures ioduro-bromurées, succomba, comme il était fatal, à une crise nocturne.

C'est un cas type d'angor grave, *à priori* fatal quoiqu'à la vérité nous puissions fournir bien des observations de cas de ce genre où les patients plus « raisonnables » ont bénéficié de survies plus ou moins longues se chiffrant par des années.

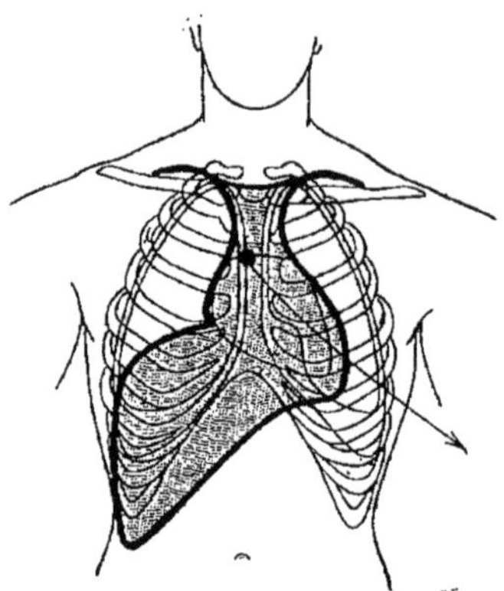

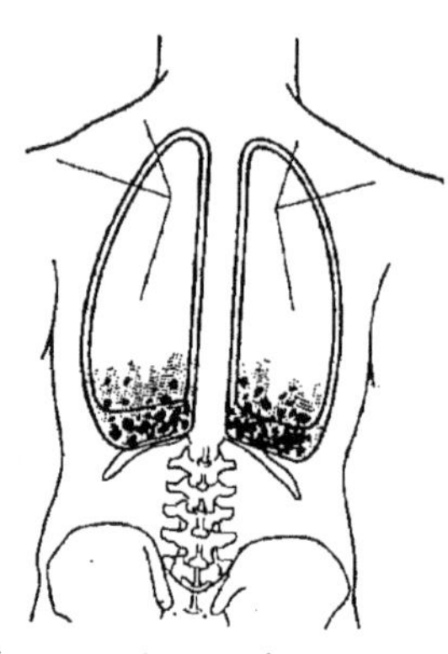

Examen du 9 *Avril* 1910
Obs : 7 (1)

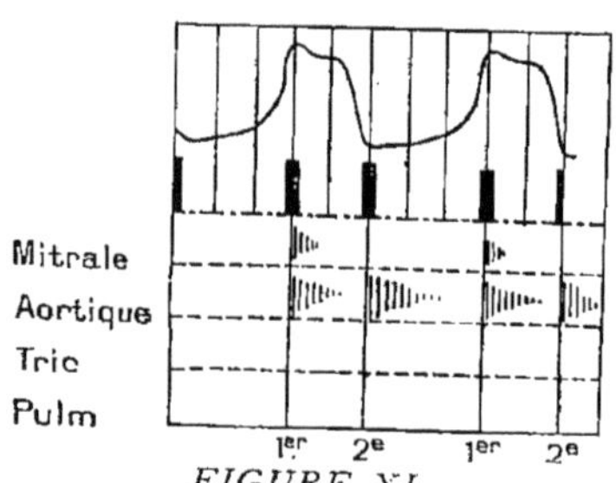

FIGURE XI

Angor subordonné à une aortite spécifique et à des crises angiospasmodiques paroxystiques.

Homme 1862.
Antécédents spécifiques mal soignés.
Aortite syphilitique avec insuffisance (type Hodgson).
Sphygmolabilité extrême.
Crises répétées d'angor, avec œdème aigu du poumon.
Tabagisme et éthylisme.
Momentanément soulagé par :
Traitement spécifique (Injections intra-veineuses de cyanure).
Régime lacté réduit.
Traitement iodé et antispasmodique (Bromures et Valériane).

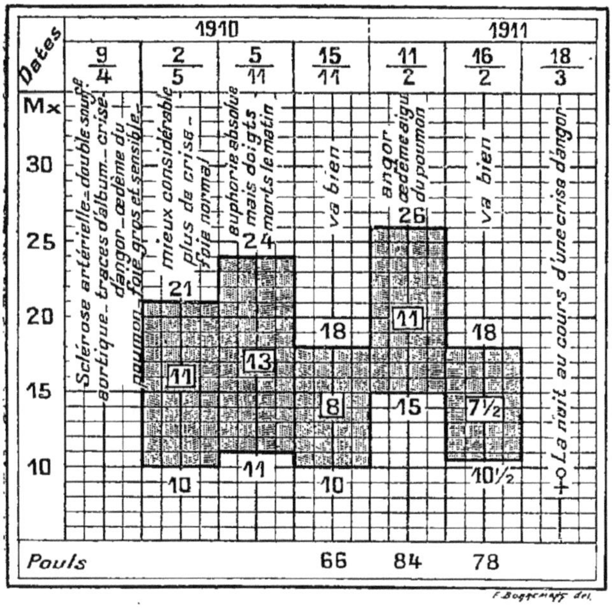

Dates	1910				1911		
	9/4	2/5	5/11	15/11	11/2	16/2	18/3
	Sclérose artérielle – double souffle aortique – traces d'album. – crise d'angor – œdème du poumon – foie gros et sensible –	mieux considérable plus de crise – foie normal	euphorie absolue mais doigts morts le matin	va bien	angor œdème aigu du poumon	va bien	La nuit au cours d'une crise d'angor – †
Mx		21	24	18	26	18	
		11	13	8	11	7½	
Mn		10	11	10	15	10½	
Pouls				66	84	78	

F. Boggemans del.

FIGURE XII

Sujet sphygmolabile

(Angine de poitrine subordonnée à une aortite spécifique)

Obs. 7 (2).

Evolution

OBSERVATION V

OBSERVATION 2229

Angor subordonné à une aortite spécifique avec pléthore (100 k.) et dilatation cardiaque, aboutissant rapidement à une terminaison fatale (mort subite nocturne).

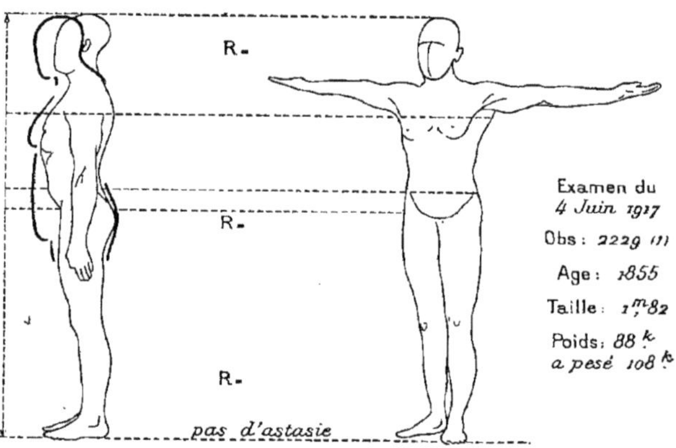

FIGURE XIII

Angor subordonné à une aortite spécifique avec pléthore et dilatation cardiaque.

En voici les éléments essentiels.

Père ♀ 72 ans.

Mère ♀ 62 ans, subitement la nuit.

Spécificité à 20 ans : traité un an par pilules de protoiodure et KI.

OBSERVATION 2229 IV

URINES. — *Dates*	1912 3 juin	18 juin	22 septembre
Volume	18 50		
Densité	10 12		
Acidité	0.50		
Chlorure de Sodium. . .	4.80		
Urée	10.72		
Acide urique	0,33		
Phosphates.			
Sucre.	0	0 0	0
Albumine	0.55 1.01	+	+
Acétone			
Indican	+		
Cylindres	0		
Hématies	0		
Oxalates.	0		
Leucocytes	0		
SANG			
Urée sanguine.	0.75		
C. uréo-sécrétoire. . . .			
Wassermann	—		

Gravelle et goutte, *1913 et années suivantes.*

Petite attaque hémiplégique *1913, 12 à 15 injections Salvarsan?*

Irrégularités cardiaques *depuis 30 ans.*

Depuis quelques mois *oppression progressive.*

Crises nocturnes et diurnes de douleurs rétrosternales avec angoisse.

Refroidissement.

Sensation de mort prochaine, vertiges, céphalée, insomnie.

*
* *

Voici encore un cas type d'angor grave où la terminaison fatale à brève échéance peut être prévue et prédite, comme ce fut le cas.

Ici à la lésion grave de l'aorte se surajoutait pour assombrir le pronostic, une dégénérescence profonde du myocarde se traduisant par des signes multiples d'insuffisance cardiaque (dilatation, souffle, tachyarythmie, œdème des bases, congestion du foie, etc., etc.).

*
* *

Les pages 22 à 27 s'efforcent à « figurer » de façon concrète, clinique l'observation (2229) et à réaliser de façon intégrale le résultat de l'examen du patient décrit, et l'évolution du cas considéré. Elles nécessitent, évidemment, de la part du lecteur un réel effort d'attention, que sans doute une meilleure méthode d'exposition pourrait rendre moins pénible. La typographie a des exigences avec lesquelles un auteur doit compter.

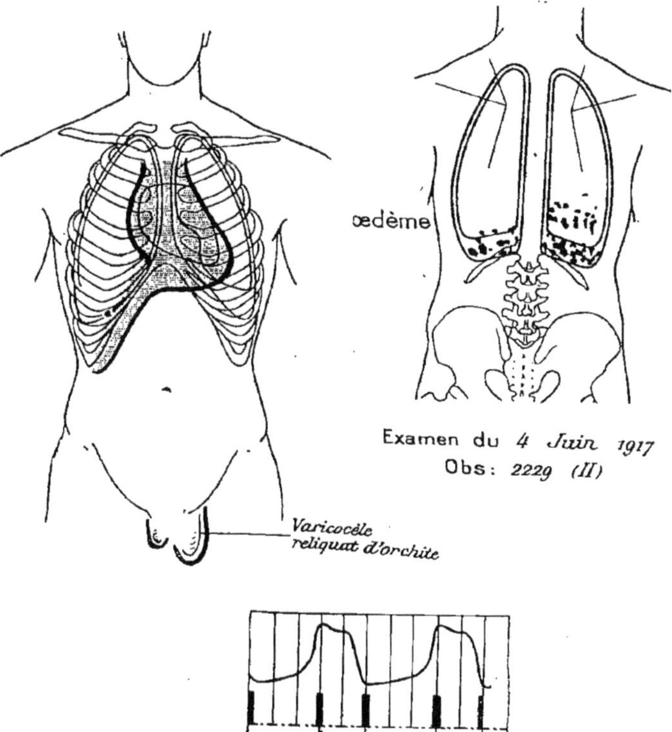

FIGURE XIV

Angor subordonné à une aortite spécifique avec pléthore et dilatation cardiaque.

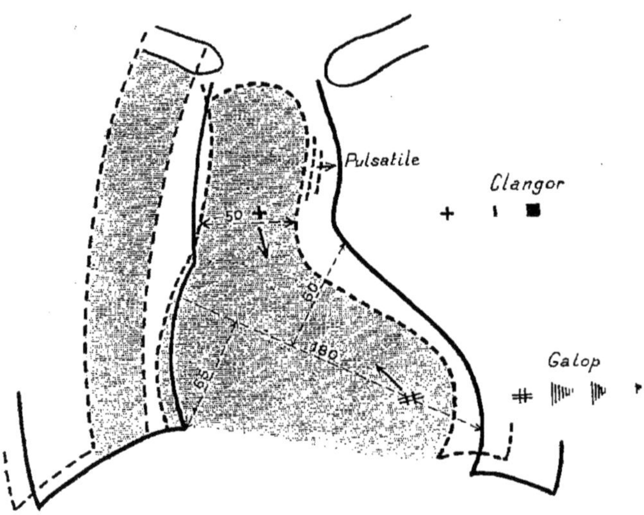

FIGURE XV

Angor subordonné à une aortite spécifique avec pléthore et dilatation cardiaque. Obs. 2229 *(3).*

Obs. prise le 22 sept. 1917.

Homme 1877 — 1^m82 = 85,5 kilog. Tachyarythmie $\dfrac{21.22 \text{ Mx.}}{13.14 \text{ Mn.}}$

Artériosclérose, Aortite, Angor { Pléthore. + Goutte. + Spécificité.

Mort le 5 mai 1917.

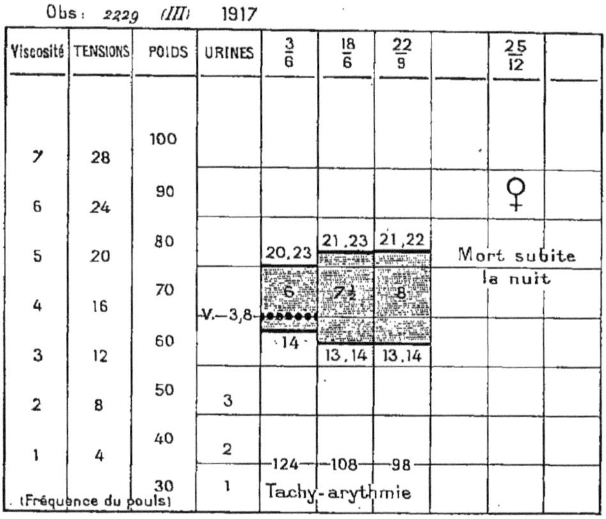

Obs : 2229 (III) 1917

Viscosité	TENSIONS	POIDS	URINES	3/6	18/6	22/9		25/12	
7	28	100							
6	24	90						♀	
5	20	80		20,23	21,23	21,22	Mort subite la nuit		
4	16	70	V.—3,8	6	7½	8			
3	12	60		14	13,14	13,14			
2	8	50	3						
1	4	40	2	124	108	98			
(Fréquence du pouls)		30	1	Tachy-arythmie					

FIGURE XVI

Angor subordonné à une aortite spécifique avec pléthore et dilatation cardiaque.

OBSERVATION VI

Observation 3249

Angor subordonné à une lésion mitro-aortique ancienne, avec dyspnée d'effort progressive, dilatation cardiaque, crises d'angor croissantes et hypotension artérielle. Terminaison fatale.

Cette dernière observation est fort intéressante à maints points de vue. Elle soulève d'une part la question des dystrophies cardiaques familiales et héréditaires : affection valvulaire du frère, débilité myocardique du fils avec malformation mitrale. Cette question mériterait à elle seule un volume. Les générations médicales antérieures en exagéraient probablement l'importance, la nôtre semble l'avoir quelque peu méconnue. Abstraction faite des dystrophies vraies : rétrécissement mitral, microchordie, cœur en goutte, hyposphyxies — si souvent mais non toujours stigmates hérédospécifiques — bien des dysfonctions : arythmies et débilité cardiaque en particulier peuvent être familiales.

Elle souligne d'autre part l'importance capitale du facteur myocardique et puissance de réserve du cœur dans le pronostic des angors. Ici le facteur de gravité était essentiellement cette débilité myocardique se traduisant par une pression anormalement basse, et dont le fléchissement progressif s'accuse précisément et inéluctablement par le fléchissement progressif de ladite pression avec dilatation corrélative du cœur.

A noter enfin l'absence à peu près certaine du facteur syphilitique et la présence de la goutte, relativement si fréquente chez les angineux non syphilitiques, la prédominance mitrale de la lésion, l'hypotension excessive.

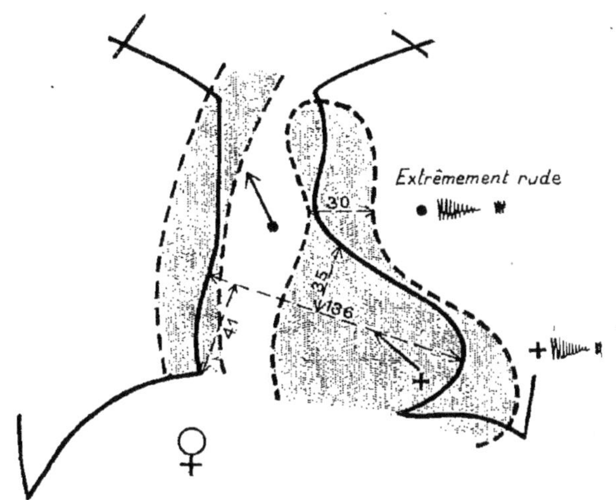

FIGURE XVII
Angor subordonné à une lésion mitro-aortique ancienne.
(Obs. *3249*).

Homme 1m61. 68 kilog. 1859. $80\frac{9\ 1/2}{6}$.
Observation du 29 juin 1920.
Affection mitro-aortique (goutteuse).
Dilatation cardiaque.
Puissance de réserve extrêmement réduite.
Crises d'angor.
♀ [Mort pendant crise d'angor le 18 mars 1920].

Ces 6 cas typiques ne se différenciaient pas essentiellement quant à la modalité des crises, vraiment fort analogues, et presque, avec des nuances, aussi impressionnantes, mais seulement par leur cause intrinsèque et, *surtout*, par la puissance de réserve du myocarde.

Obs. *3249* — 1919 — 1920 — H. *1859* – *1m61*

VISCOSITÉ	TENSIONS	POIDS	URINES	3/5	10/9	11/12		29/1	18/5
			P=	69	69	69.500		68	♀
7	28	100							
6	24	90							
5	20	80	V=	4,8	4,7	4,8		5	
4	16	70							
3	12	60	Mx	11 ½	12	10		9 ½	Crise d'angor nocturne
2	8	50	3	5	5	3		3	
1	4	40	Mn 2	6 ½	7	7		6 ½	
(Fréquence du pouls)		30	1	84	84	76		80	

FIGURE XVIII

Angor subordonné à une lésion mitro-aortique ancienne.

(Obs. *3249*).

Antécédents héréditaires : frère mort de rupture de valvule, fils, affection mitrale congénitale.

Antécédents personnels : Souffle au cœur constaté en 1892 ; goutte 1911, 1912, 1913 ; dyspnée d'effort progressive ; crises d'angor croissantes depuis 1915.

Signes : Voir orthocardiogramme, page 29.

*
* *

Il nous semble inutile d'insister davantage sur la nécessité d'enlever à l'angine de poitrine toute valeur nosologique autre que celle d'un symptôme aussi banal que la toux, le hoquet ou le vomissement. De même que personne ne pense à discriminer une fausse toux bénigne subordonnée à une excitation intestinale vermiculaire et une vraie toux grave pathognomonique de la tuberculose, un faux hoquet bénin d'origine gastrique et un vrai hoquet grave caractéristique de l'encéphalite léthargique, un faux vomissement bénin provoqué par une indigestion et un vrai vomissement grave caractéristique de la péritonite, de même il convient d'en finir une bonne fois avec la fausse angine bénigne qui laisse vivre et la vraie angine grave qui tue toujours. Certains sujets peuvent succomber à une violente émotion, d'autres peuvent survivre de longues années avec des crises d'angor subordonnées à une lésion aortique grave.

C'est enfin commettre une erreur du même ordre que de dire angine de poitrine = syphilis ou toux = tuberculose.

L'angor, symptôme banal, n'a de signification diagnostique et pronostique et ne conduit à des sanctions thérapeutiques adéquates qu'en fonction des lésions et des troubles fonctionnels qui le conditionnent.

Les considérations de ce chapitre — toutes destructives — n'ont d'autre but que de démolir la notion erronée et dangereuse, angine de poitrine-maladie. Le chapitre suivant, essentiellement reconstructeur, se proposera de réédifier une synthèse physiopathologique de l'angine de poitrine syndrome.

II

PATHOGÉNIE DES ANGINES DE POITRINE

PRESSIONS ARTÉRIELLES

LE ROLE DES ARTÈRES CORONAIRES

II

Pathogénie des angines de poitrine :
Elément neuro-vasculaire : angiospasme.
Elément myocardique : épuisement de la puissance de réserve.
Pressions artérielles :
Symptôme graphique et oscillométrique d'insuffisance ventriculaire gauche dans l'angine de poitrine.
Le rôle des artères coronaires dans la genèse des angines de poitrine.

Il convient après le *rappel de ces notions cliniques élémentaires* d'avoir bien présentes à l'esprit ***les notions anatomiques essentielles suivantes*** dont les figures ci-après empruntées pour la plupart à l'admirable atlas de Bourgery et Jacob donneront une représentation très nette :

1) Constitution si luxuriante du plexus nerveux péricardo-aortique dont les éléments ont pour origine le sympathique et le pneumogastrique.

2) Pénétration profonde dudit plexus dans les parois artérielles.

3) Richesse étonnante de ce plexus périartériel réalisant une symbiose neurovasculaire des plus étroites et physiologiquement réversible.

4) Rapports généraux du cœur et de l'aorte, avec le diaphragme et l'estomac d'une part, le sympathique et le pneumogastrique de l'autre. Anastomoses si nombreuses du sympathique avec le système nerveux cérébro-spinal, et

plus particulièrement du ganglion cervical inférieur et thoracique supérieur avec les dernières paires cervicales et les premières dorsales, expliquant si simplement les irradiations brachiales des douleurs à point de départ aortique et périaortique. Nous conseillons de méditer longuement la réduction ci-après d'une des plus belles planches de Bourgery et Jacob, mettant précisément en évidence ces rapports synthétiques mieux que ne le pourrait faire la plus minutieuse description verbale.

Bref le système nerveux sympathique suit le système cardio-vasculaire comme l'ombre suit le corps et cette symbiose anatomique se traduit entre autres réactions, par un phénomène physiopathologique élémentaire essentiel : l'***angiospasme vasoconstricteur*** hypersympathicotonique qui réalise le *premier stade réactionnel* d'excitation dans la symbiose d'activité sympathicovasculaire, auquel succède habituellement après une période spasmodique plus ou moins longue, *une phase secondaire* de relâchement neurovasculaire, ***de vasodilatation.***

Ce facteur neurovasculaire, angiospasmodique est un des facteurs essentiels de l'angine de poitrine.

Faisant maintenant état des données cliniques, anatomiques, physiopathologiques ainsi collationnées, nous pouvons esquisser une synthèse du syndrome réalisé par l'angine de poitrine, dont les deux facteurs essentiels nous paraissent être :

1° *L'angiospasme plus particulièrement aortico-coronarien*, conditionné lui-même par une hypersthénie sympathique, à prédominance cervico-dorsale, qui peut être mis en jeu chez un prédisposé par une excitation quelconque fonctionnelle (émotive, réflexe, toxique, autotoxique) ou lésionnelle (aortite et périaortite, névrites, etc.).

Cet angiospasme handicape et de double façon le fonc-

PLANCHE I

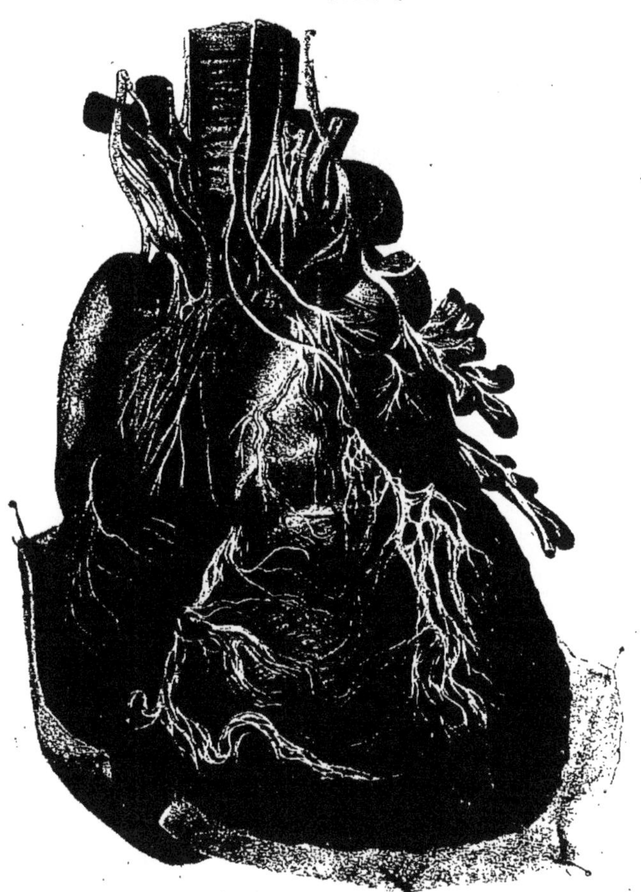

Nerfs du cœur, des gros vaisseaux et de la membrane séreuse cardiaque.

Face antérieure.

(BOURGERY et JACOB).

PLANCHE II

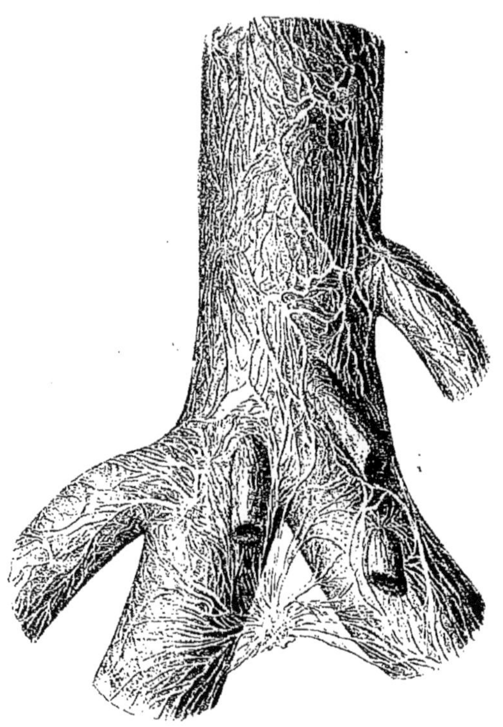

Tronc artériel vertébro-basilaire revêtu de ses plexus nerveux.

(Bourgery et Jacob).

PLANCHE III

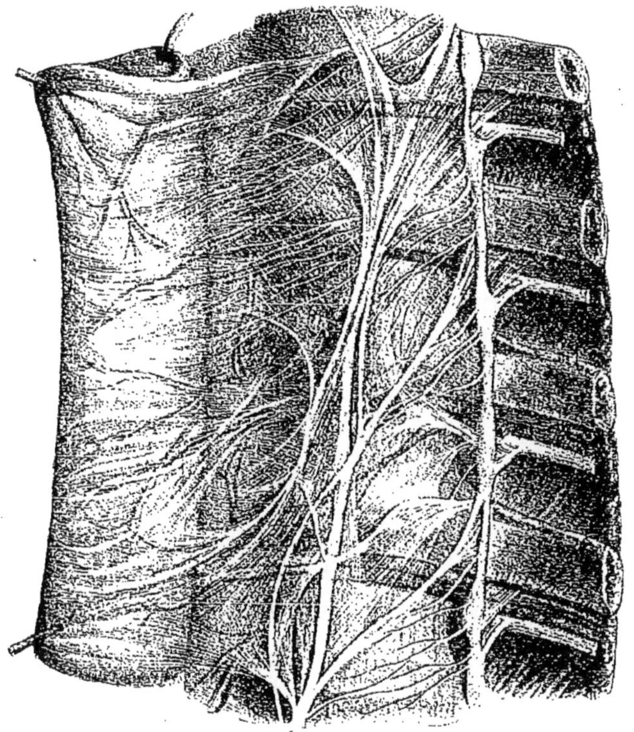

Nervules de la portion dorsale de l'aorte.

Provenance du grand nerf splanchnique. Immixtion des nervules dans le tissu fibro-élastique de l'aorte.

(BOURGERY et JACOB).

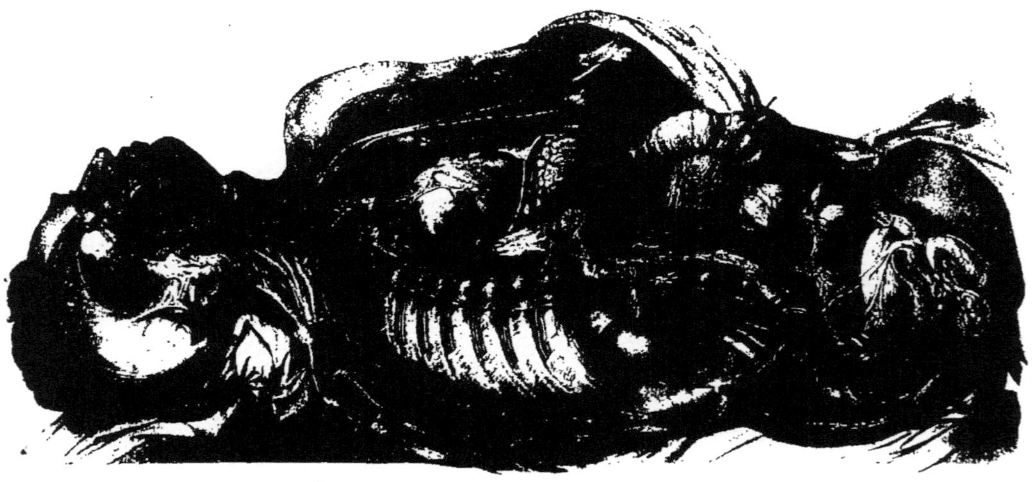

PLANCHE *IV*. — ***Ensemble du système nerveux splanchnique.***

Nerf grand sympathique dans ses rapports avec les plexus des ganglions céphalique, cardio-pulmonaire, solaire et pelvien.

Les grands plexus intraviscéraux, le pneumogastrique, le trijumeau et les nerfs rachidiens.

(BOURGERY et JACOB).

tionnement cardiaque : 1) par la constriction aortique (et artérielle de façon générale) il réalise un véritable freinage, un barrage artériel nécessitant du myocarde un effort supplémentaire; 2) par la constriction coronarienne qui déterminant une ischémie relative du myocarde en réduit à ce moment même la valeur fonctionnelle.

Les sautes énormes des pressions avec diminution de l'amplitude au moment des crises, et dont l'observation IV fournit un si bel exemple, traduisent objectivement ce mécanisme angiospasmodique et l'appel énorme qui est fait à ce moment à la puissance de réserve du cœur.

2° *La distension du ventricule gauche avec hypertension d'adaptation à l'obstacle angiospasmodique.*

Le pronostic dépend de ces deux facteurs : intensité et durée de l'angiospasme, puissance de réserve du myocarde.

Si l'angiospasme est modéré et bref, si la puissance de réserve myocardique est considérable, comme c'est le plus souvent le cas dans la névrose d'angoisse, la crise est bénigne. C'est le cas des observations I et II et de l'observation III au cours des années 1912 et 1913.

Si l'angiospasme est violent et prolongé, si la puissance de réserve myocardique est minime, comme c'est souvent le cas dans les aortites spécifiques avec dégénérescence scléreuse du myocarde, la crise est grave, voire fatale. Les observations IV, V, VI mettent en évidence ces deux facteurs angiospasmodique et myocardique.

Tous les stades intermédiaires peuvent, bien entendu, se constater, et c'est précisément l'œuvre de la clinique d'en discriminer les nuances.

Le tableau schématique ci-après condense la pathogénie synthétique sus-esquissée et forme une base solide pour l'exposé de la thérapeutique qui fera l'objet du chapitre suivant.

Pathogénie de l'angine de poitrine

Elément neuro-vasculaire (Angiospasme).

SYMBIOSE { nerveuse : hypersthénie sympathique à prédominance cervicale. vasculaire : spasme aortico-coronarien.

CAUSES :

fonctionnelles : émotive - *Angoisse, primum movens psychique.*
réflexe - *viscéral, dentaire, stomacal, etc. (chez prédisposé.*
toxique - *tabagique, adrénalique.*
auto-toxique - *diathésique, goutteux.*

lésionnelles : aortite, *coronarites* (?)
périaortites - *mediastinites.*
névrites du sympathique.
ostéo-arthrites cervico-dorsales.

Elément myocardique.

Distension du ventricule gauche.
Epuisement de puissance de réserve.

CAUSES :

Myocardites dégénératrices *en général.*
Causes mécaniques extra-cardiaques (aérophagie).

PRONOSTIC :

Si la puissance de réserve cardiaque est bonne : *Crises bénignes.*
Si la puissance de réserve est mauvaise :
Crises graves ou fatales { œdème aigu. syncope.

Que l'on dissocie ou que l'on combine ces divers éléments anatomiques et physiopathologiques et l'on obtiendra toute la gamme clinique des *angines de poitrine*, depuis les angines de poitrine réflexes névropathiques, vasovagales, bénignes, mal dénommées pseudo-angines, jusqu'aux angines de poitrine si graves subordonnées à une dégénérescence aortico-coronarienne.

PRESSIONS ARTÉRIELLES

Remarquons que si l'***hypertension systolique*** est la règle, pourtant en nombre de cas, même avec aortite avérée, la tension systolique peut être normale ou à peine surnormale. L'absence d'hypertension systolique ne permet donc pas d'éliminer sûrement le diagnostic d'angor. Il y a des angines de poitrine à tension systolique normale peu élevée, même avec de l'aortite. Quand l'affection évolue vers la myocardite, l'abaissement de tension est même un facteur pronostique redoutable.

En revanche, abstraction faite des cas d'insuffisance aortique où, comme on sait, l'hypotension diastolique (couplée à l'hypertension systolique) est la règle, ***l'hypertension diastolique est constante dans l'angine de poitrine.*** Elle est au moins égale, et beaucoup plus souvent supérieure à 10, même dans les périodes interangineuses; elle atteint souvent 14, 15, 19 même. Mais ce qui est beaucoup plus caractéristique, c'est l'élévation brusque et brutale de la tension diastolique de la minima au moment même de l'angor. Dans tous les cas où il nous a été donné d'assister à une attaque d'angor nous avons constaté une élévation considérable de la minima qui peut atteindre 5 à 6 centimètres cubes de mercure. Nous signalions déjà le fait dans notre volume antérieur : « Pressions artérielles et viscosité sanguine », et écrivions à ce sujet : « Il faut évidemment que le cœur ait une puissance de réserve énorme pour résister à de telles surpressions surtout quand la surpression constante, diastolique est très marquée. C'est là probablement qu'il faut chercher en grande partie la cause de la défaillance cardiaque brusque, de la syncope mortelle ».

En fait, l'élévation progressive de cette minima pendant les périodes interangineuses, nous paraît avoir une signification pronostique des plus graves, car c'est la puissance de réserve cardiaque qui juge en dernière analyse le pronostic de l'angor, et cette puissance décroît très vite quand la minima s'élève.

Un symptôme graphique de l'insuffisance cardiaque gauche.

La méthode graphique nous a décelé ici dans un certain nombre de cas un symptôme qui parait mériter d'être signalé, c'est le brisement à coudure de la ligne d'élévation systolique radiale. La ligne d'ascension au lieu d'être rectiligne comme dans les tracés normaux, est nettement coudée, en deux temps ; elle traduit manifestement une systole pénible, avec un premier temps net, franc, facile, et un deuxième temps infléchi, difficultueux ; le myocarde est obligé de s'y prendre à deux fois pour parfaire sa tâche, indice évident du déséquilibre latent d'un cœur qui ne se résigne pas encore, traduisant seulement sa défaillance imminente par une sensation obtuse d'étreinte angoissée.

Et remarquons que ces tracés, et ceux similaires que nous possédons, n'ont pas été pris au moment d'une crise, mais dans leur intervalle chez des sujets en période de mal d'angor.

Mais ce qui est peut-être plus démonstratif que ce symptôme c'est sa disparition en coïncidence avec la disparition du mal d'angor chez des sujets traités systématiquement par la digitale. Nous en reproduisons un exemple, fig. XIX, XX, XXI.

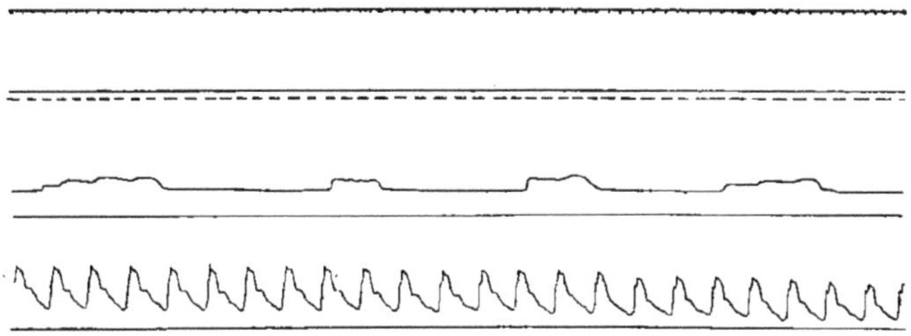

FIGURE XIX

Angine de poitrine (avant traitement). Période de crises.

Obs. 474 (1). 31.10 1912, 18 h. F., 63 ans. $\frac{19\,(\text{max.})}{11\,(\text{min.})}$

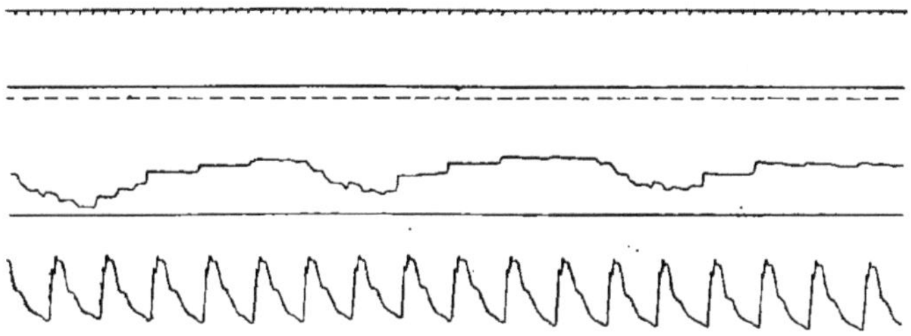

FIGURE XX

Angine de poitrine très améliorée.

Obs. 474 (2). 28.12 1912, 18 h. F., 63 ans. $\frac{17\ \text{max.})}{9\ 1/2\,(\text{min.})}$

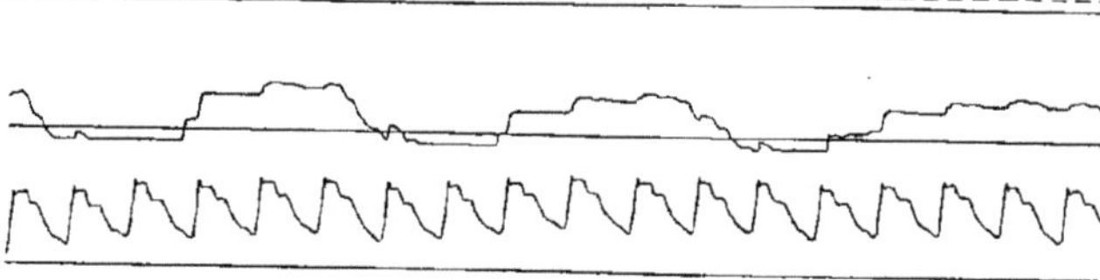

FIGURE XXI

Angine de poitrine (plus de crises depuis 3 mois).

Obs. 474 (3). 22.3 1913, 17 h. F., 63 ans. $\frac{17 \text{ (max.)}}{10 \text{ min.)}}$

ANGINES DE POITRINE ET CORONAIRES

La théorie : *angine de poitrine subordonnée à une lésion des artères coronaires (rétrécissement, oblitération, athérome, etc.) déterminant l'ischémie du myocarde* **fut longtemps classique**. La coronarite qui accompagne si souvent l'aortite chronique avait été dès longtemps signalée — dès le XVIIIe siècle — surtout par les auteurs anglais : Jenner, Parry, Burns, Balfour, etc. Ce dernier avait même mis en évidence dès 1821 l'insuffisance d'irrigation du myocarde. Cette théorie coronarienne de l'angine de poitrine par ischémie du myocarde fut exprimée de la façon la plus précise par Potain dès 1866 et ultérieurement dans ses leçons cliniques de l'hôpital Necker (1) quand il compara les crises d'angine de poitrine subordonnées,

(1) Potain, *Gaz. des hôpitaux*, 19 août 1880. *Sem. médic.*, mars 1889.

pensait-il, à l'ischémie du myocarde par sténose des artères coronaires, à la claudication intermittente observée depuis longtemps chez les chevaux consécutivement au rétrécissement athéromateux ou traumatique des artères iliaques et si judicieusement analysée par Charcot.

On sait en quoi consiste cette séduisante théorie : à l'état de repos le cœur, encore que faiblement irrigué du fait de la sténose coronarienne, n'en reçoit pas moins une quantité de sang suffisante pour assurer son fonctionnement en période d'activité réduite. Mais qu'à l'occasion d'un effort, de la marche, d'une montée, de la digestion un fonctionnement plus intense soit nécessaire et, partant, la réalisation d'une circulation intra-myocardique accélérée, les coronaires sont insuffisantes à assurer cette circulation, d'où la crise d'angor se traduisant par une sorte de « crampe douloureuse du cœur », comparable dans une certaine mesure à la « claudication intermittente » sus-rappelée.

Encore qu'il ne convienne pas de repousser absolument cette théorie et qu'il faille faire état (avec bien des réserves) des expériences déjà anciennes de Bochefontaine et Roussy (1) déterminant l'arrêt brusque du cœur par pincement ou ligature des coronaires, ***la théorie coronarienne est passible de maintes et graves objections.***

1) *Les statistiques nécropsiques indiquent que la fréquence des lésions coronariennes n'est pas sensiblement plus marquée chez les sujets souffrant d'angine de poitrine que chez ceux qui, atteints de dégénérescences artérielles banales, ne présentent pas de phénomènes d'angor.*

Dans une série de 398 sujets ayant succombé à l'âge moyen de 45 ans des suites d'une dégénérescence artérielle viscérale sans qu'il soit fait mention particulière d'angor

(1) Bochefontaine et Roussy, *Ac. des Sciences*, 1881.

dans leurs observations, le Dr Harlow Brooks (1), professeur de Pathologie à l'Université de New-York, releva à

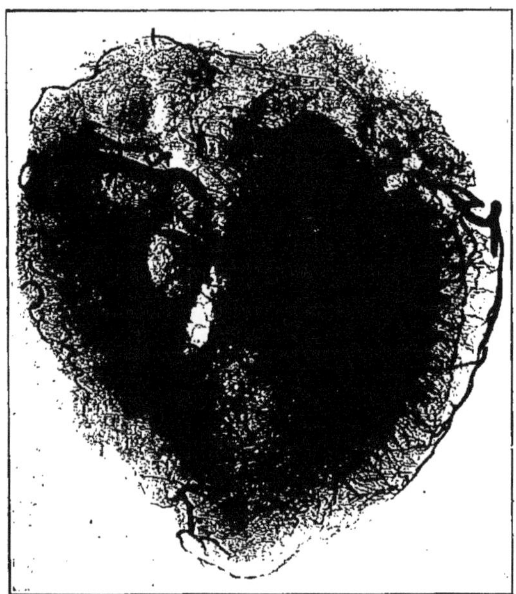

FIGURE XXII
Artères coronaires.

Cœur humain injecté d'une solution de baryum avec myocardite et sclérose fibreuse marquée des artères coronaires (Smith).

l'autopsie 270 fois des lésions nettes des coronaires, soit dans 67,8 o/o des cas.

(1) Dr Harlow Brooks, *Am. Journal of Med. Sciences*, May 1906, p. 781.

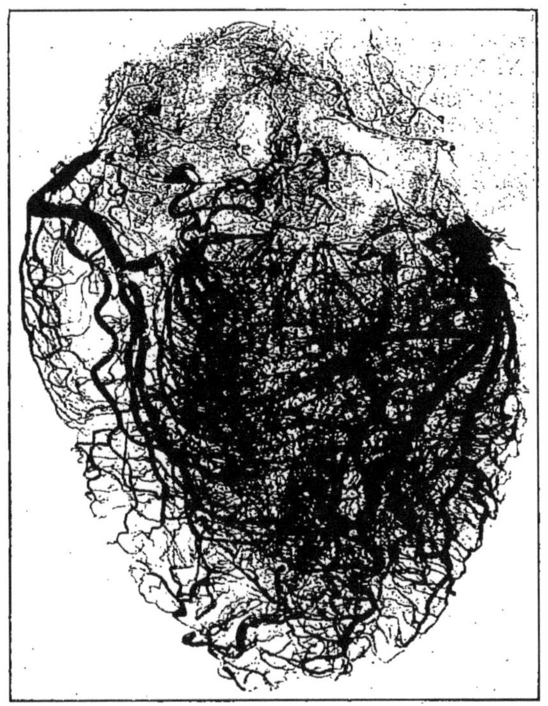

FIGURE XXIII
Artères coronaires.

Cœur injecté d'une jeune femme morte d'anémie pernicieuse (Smith).

Or, et inversement, dans une série de 244 cas d'angine de poitrine suivis d'autopsie, collationnés par sept cardiologues réputés (Tacchi, Sir John Forbes, Lussana, Wilde, Gothair, Huchard et Osler) (1) des lésions coronariennes furent relevées chez 127 sujets, soit dans 52 o/o des cas. La série d'Osler est la plus forte, 13 lésions coronariennes dans 17 cas correspondant à 76 o/o. La série de Huchard collationne 70 cas avec 38 coronarites, soit environ 52 o/o.

Les deux groupes statistiques donnent des pourcentages trop similaires pour qu'aucune présomption de rapport habituel de causalité entre l'angor et les lésions coronariennes puisse être supposée.

A l'analyse, d'ailleurs, des objections bien plus fortes encore se révèlent.

2) Les bulletins de la Société anatomique fourmillent d'observations de *sténose, voire d'oblitération athéromateuse des artères coronaires sans accès d'angor*. Mentionnons seulement parmi les plus anciennes celles d'Auscher et Pilliet collationnées chez les vieillards de l'hospice d'Ivry (2) et parmi les plus récentes celles de Courcoux et Boutelier (3).

Courcoux et Boutelier présentèrent un athérome (véritable calcification) des artères coronaires sans oblitération, chez un homme ne présentant pas d'athérome aortique et n'ayant jamais eu de syndrome angineux.

3) L'*infarctus du myocarde* réalisant de façon si brutale l'oblitération coronarienne, même s'il aboutit à la rupture du cœur, ne s'accompagne que très exceptionnellement de phénomènes anginiformes.

(1) *Twentieth Century Practice of Medicine*, vol. IV, pp. 439, 441, 473 et *Lumleian Lectures*, 1910.

(2) Auscher et Pilliet, *Soc. An. de Paris*, 2 octobre 1891.

(3) Courcoux et Boutelier, *Soc. anatomique*, 29 janvier 1921.

Gallavardin (1) a vu, en dix ans, 16 cas d'infarctus du myocarde, allant d'une pièce de 5 francs à une paume de main, tous siégeaient sur le ventricule gauche et étaient dus à des oblitérations athéromateuses des artères coronaires. Les douleurs angineuses très rares, furent notées seulement chez deux sujets.

Lucien Cornil et Roger Leroux (2) présentèrent à la Société anatomique 4 cas de rupture du cœur avec mort subite consécutifs à l'infarctus du myocarde. Le syndrome d'angor pectoris n'avait jamais été noté chez ces malades.

4) Enfin et inversement les observations ne sont pas très rares d'*angine de poitrine mortelle, avec autopsie négative en ce qui concerne les coronaires et parfois même en ce qui concerne les coronaires et l'aorte*. Mentionnons seulement à titre de référence les observations déjà anciennes de Déjerine et Huet (3), Grenet (4), Bullard et Osler (5), Ball (6), Rist et Krantz (7), Morel Lavallée (8).

En devons-nous conclure à la non intervention des coronaires dans le syndrome angine de poitrine, en aucune façon, mais *il semble logique de penser, avec Huchard,* ***à une action spasmodique transitoire, réalisant une ischémie fonctionnelle brusque du myocarde.***

C'est à cette interprétation que nous nous rallions, en

(1) Gallavardin, *Soc. méd. des hôpitaux de Lyon*, 12 avril 1921.
(2) Lucien Cornil et Roger Leroux, *Soc. anatomique*, 23 avril 1921.
(3) Déjerine et Huet, *Soc. anat.*, décembre 1887.
(4) Grenet, *Soc. anat.*, novembre 1895.
(5) Bullard et Osler, *Medical News*, décembre 1900.
(6) Ball, *Soc. Méd. Hôpitaux Paris*, 27 mai 1887.
(7) Rist et Krantz, *Soc. Med. Hôpitaux Paris*, 22 juin 1906.
(8) Morel Lavallée, L'angor pectoris non coronarienne. *Revue de médecine*, 10 octobre 1899.

faisant de l'angiospasme aortico-coronarien un facteur essentiel de l'angine de poitrine, et précisément la dégénérescence scléreuse ou athéromateuse des coronaires en supprimant cette possibilité de spasme artériel avec la conséquence d'ischémie brusque, peut réaliser maints autres syndromes cliniques (asystolie progressive, rupture cardio-aortique, etc)., mais supprime la possibilité d'angor.

Toutefois cette interprétation soulève une **dernière difficulté.** — Il semble actuellement admis que l'action angiospasmodique évidente du sympathique en ce qui concerne les artères abdominales (mésentériques en particulier), et de façon générale le système aortique, ne s'exerce pas sur les artères pulmonaires et cérébrales d'une part, et que d'autre part l'action du sympathique sur les coronaires soit vasodilatatrice (notions capitales quant au mécanisme physiopathologique des processus émotionnels que nous n'avons pas à envisager ici). La vasoconstriction angiospasmodique coronarienne serait d'origine vagale, en sorte qu'il serait nécessaire d'admettre l'action élective du pneumogastrique pour expliquer l'ischémie cardiaque, si tant est qu'elle existe en pareil cas. La constitution mixte du plexus cardio-aortique rend cette hypothèse très vraisemblable. La vasoconstriction coronarienne proviendrait d'un court-circuit sympathico-vagal, avec comme relais le ganglion cardio-aortique. Mais on voit que le problème n'est pas simple.

Ce n'est donc pas en supprimant l'influx moteur angiospasmodique du réflexe sympathique qu'agirait la sympathicotonie, mais en supprimant l'excitation par section de la voie sensitive.

III

PRONOSTIC

L'angine de poitrine est beaucoup plus fréquente en clientèle qu'à l'hôpital, en ville qu'à la campagne.

On a remarqué il y a longtemps que l'affection était relativement rare dans les milieux ouvriers et paysans, qu'elle était au contraire d'autant plus fréquente que le groupe social considéré est plus soumis au surmenage intellectuel, aux émotions violentes, aux préoccupations et aux soucis, en sorte que les professions libérales (médecins, avocats, prêtres, hommes politiques, etc.) et financières (boursiers, financiers) fournissent un contingent élevé d'angineux. La fréquence peut-être plus grande de la syphilis dans quelques-uns de ces groupes joue aussi de toute évidence un rôle important.

Les races juive et arménienne nous ont paru y être particulièrement sujettes.

Les statistiques américaines fournissent un bien curieux document relatif à la fréquence de la mortalité par affections cardiaques dans les races blanche et noire :

Mortalité par affections cardiaques
(Registration Area U. S. 1914-1917).

	Proportion par 100.000 habitants — Sujets de 40 ans et au-dessus		
	Blancs	Noirs	Proportion des noirs aux blancs
Péricardites	2.8	5.8	207 o/o
Endocardites aiguës . . .	18.7	34.4	184
Affections organiques du cœur	493.7	618.7	127
Angines de poitrine . . .	27 5	13.5	48

Il en résulte qu'alors que la mortalité par affections cardiaques est beaucoup plus élevée chez les noirs que chez les blancs (de 1 1/4 à 2 fois plus forte), la mortalité par angine de poitrine est beaucoup moindre, moins de moitié.

Fréquence relative de la mort par angine de poitrine.

Les statistiques de léthalité américaines fournissent un document très suggestif, encore que d'une valeur absolue très discutable, relatif à la fréquence des morts subordonnées à l'angine de poitrine. Elles mettent en évidence que, contrairement à ce que tendraient à faire croire la lecture des journaux de grande information, la mort par angine de poitrine est relativement rare.

Mortalité par affections cardiaques
(U. S. Registration Area 1900-1918) (1).

Pourcentage de mortalité par 100.000 habitants

	Affections cardiaques en général	Péricardites	Endocardites aiguës	Affections organiques du cœur	Angines de poitrine
1900	131.9	2.6	11.9	111.1	6.2
1905	152.1	1.7	12.5	131.2	6.7
1910	158.8	1.2	8.9	141.5	7.2
1915	165.1	1.1	9.1	147.1	7.7
1916	168.0	1.0	9.3	150.1	7.6
1917	170.9	1.1	8.9	153.1	7.9
1918	169.0	1.1	8.2	152.3	7.4

(1) Document emprunté à l'article de Frédéric L. Hoffmann, *Recent statistics of heart disease*, *Journal of the Am. Med. Association*, 15 mai 1920.

On voit que les morts par angine de poitrine ne représentent guère que 1/20 des morts attribuées aux affections organiques du cœur et 1/22 des décès imputables aux affections cardiaques en général.

Toutefois cette statistique ne correspond sûrement pas à la fréquence moyenne de la léthalité angineuse, à Paris par exemple, où elle est certainement plus élevée, encore que nous n'en puissions fournir aucune démonstration numérique, ***mais les faits statistiques hors de conteste semble-t-il*** :

1° *De la plus grande fréquence de l'angine dans les milieux intellectuels, de sa rareté dans les milieux campagnards et hospitaliers ;*

2° *de la plus grande fréquence de l'angine dans les milieux les plus « syphilisés »*

suffisent déjà à démontrer la valeur toute « relative » de la dite statistique.

Ajoutons que les conditions techniques des statistiques « d'état civil » sont éminemment défectueuses étant donné que les « médecins traitants » les plus qualifiés n'ont à l'ordinaire aucune part dans leur établissement.

Il nous semble que seules les statistiques relativement « autorisées » et homogènes, établies dans les services d'hôpitaux ou par des praticiens en clientèle, ont une valeur démonstrative.

∴

Ce sont des statistiques de ce genre, celle d'Osler (collationnant plusieurs statistiques de différents observateurs) (91 cas), la nôtre tout à fait personnelle dont nous ferons état dans la suite de notre exposé.

Une statistique d'Osler (1) relative à la mortalité par angor suivant les âges donne les chiffres suivants :

Angines de poitrine mortelles

Au-dessous de 30 ans	9 cas	3.3 o/o
De 30 à 40 ans	41 »	15.3 »
De 40 à 50 ans	59 »	22 »
De 50 à 60 ans	80 »	30 »
De 60 à 70 ans	62 »	23.2 »
De 70 à 80 ans	13 »	4.9 »
Au-dessus de 80 ans	3 »	1.1 »
	267 cas.	

Notre statistique personnelle,

moins nombreuse que celle du Prof. Osler, est plus homogène en ce qu'elle ne résulte pas du groupement de statistiques de divers observateurs, mais d'une observation personnelle au cours de vingt-cinq ans (1897-1922) de pratique médicale urbaine.

Au cours de cette période, nous avons eu l'occasion de suivre jusqu'à la terminaison fatale 40 angors. A la vérité tous n'ont pas succombé à une crise d'angor, mais tous avaient présenté de façon plus ou moins éloignée des accidents d'angor du type grave.

L'âge des décédés, la période séparant la première crise de l'accident terminal, la cause prochaine de la mort, les

(1) Professeur Osler, *Lumleian Lectures*, 1910; *Lancet*, 12 mars 1910, p. 698.

modalités anatomopathologiques causales ont particulièrement retenu notre attention.

Age des ♀ dans l'angine de poitrine

En adoptant la division précitée d'Osler de 40 à 50, de 50 à 60, etc., nous obtenons le tableau suivant :

au-dessous de 40 ans . . .	1	2,5 o/o
de 41 à 50 ans	4	10 o/o
de 50 à 60 ans	21	52,5 o/o
de 60 à 70 ans	10	25 o/o
au-dessus de 70 ans . . .	4	10 o/o

La division de 45 à 55, 55 à 65, 65 à 75, fournit une statistique plus équilibrée et fait mieux ressortir l'âge fatal moyen de 60 ans :

au-dessous de 45 ans . . .	2	5 o/o
de 45 à 55 ans	10	25 o/o
de 55 à 65 ans	20	50 o/o
de 65 à 75 ans	7	17,5 o/o
au-dessus de 75 ans . . .	1	2,5 o/o

La période de mortalité maximum est manifestement de 55 à 65 ans.

La mortalité est tout à fait exceptionnelle avant 45 ans et après 75 ans.

La période de survie après la première crise avérée d'angor

est évidemment un facteur pronostic de premier ordre.

Dans 6 cas la survie fut de moins d'un an. Dans 3 cas la mort fut subite, dans 2 cas elle survint au cours d'une crise, 1 fois l'asystolie domina la scène.

Dans 11 cas la survie fut de 1 à 3 ans, l'accident terminal étant comme dans les précédents, la mort subite, l'angor, l'asystolie et une fois une rupture anévrysmale.

Dans 11 cas la survie fut de 4 à 10 ans (10 cas de 4 à 7 ans). En dehors des terminaisons sus-mentionnées, un sujet succomba sous le chloroforme (nous n'avions pas été consulté au sujet de l'opportunité de cette intervention, *à priori* fatale), un autre à une cachexie scléreuse progressive, un troisième finit paralytique général dans un asile; inutile d'ajouter que c'était un spécifique méconnu avant son affection aortico-coronarienne constatée environ 12 ans semble-t-il après l'accident suspect primitif.

Dans 8 cas la survie fut de plus de 10 ans. Dans 2 cas il y eut mort subite, dans 1 cas ictus apoplectique et hémorragie cérébrale, 1 sujet finit P. G. dans un asile, dans 1 cas le sujet succomba au cours d'une crise, dans 3 cas nous ne pûmes pas recueillir de renseignements valables au sujet de l'accident ultime.

Dans 4 cas nous ne pûmes pas préciser la date approximative du premier accès. La survie après notre premier examen fut respectivement de 8 mois, 17 mois, 4 ans, 7 ans. Les accidents ultimes, 2 angors dont 1 post-coïtum, la cachexie scléreuse, l'urémie.

Dans tous ces cas à terminaison fatale il existait une lésion de l'aorte.

Dans les cas à terminaison fatale rapide, moins d'un an — deux éléments *pronostiques* nous ont particulièrement frappé :

1) ou l'affection aortique était ancienne et considérable et il existait une myocardite évidente se traduisant par une tendance manifeste à la dilatation et à l'épuisement de la puissance de réserve du cœur et le pronostic de fatalité à brève échéance (quelques semaines) put être posé avec une absolue rigueur;

2) ou avec des lésions aortiques beaucoup moins accentuées et un myocarde assez vigoureux encore, il existait des lésions scléreuses, périaortiques et médiastinales considérables bien mises en évidence par la radioscopie oblique qui décelait un véritable processus de sclérose globale thoracique supérieure et moyenne. Notre pronostic de fatalité escomptait une survie de 3 à 6 mois, en fait l'accident fatal se produisit entre 3 à 6 semaines.

En fait donc les trois facteurs de gravité pronostique à retenir nous paraissent être :

1) *Une lésion profonde de l'aorte* (ectasie, grande dilatation, insuffisance);

2) *l'état du myocarde, la tendance à la dilatation et à l'épuisement de la puissance de réserve en particulier* ;

3) *la sclérose péri-aortique et médiastinale*, qui paraît aggraver singulièrement le coefficient de gravité.

Mais à la vérité *des cas de survie de plus de 10 ans peuvent être observés avec des lésions considérables de l'aorte.*

Dans un cas d'ectasie aortique avec angor dramatique la survie fut de 10 ans et le sujet succomba non pas à une crise ou à une rupture anévrysmale, mais à un ictus apoplectique.

Une aortique avec insuffisance du type Hodgson avec grandes crises d'angor constatée en 1904, succomba en 1921 après une survie presque incroyable de 17 ans.

Un autre sujet atteint d'aortite du même type eut sa première attaque en 1902, bénéficia après un traitement spécifique d'une accalmie complète de 1903 à 1913 et succomba à 75 ans, en 1917, dans des conditions mal définies après une survie de 15 ans.

Un patient goutteux, graveleux, pléthorique, atteint d'aortite simple sans insuffisance ni dilatation eut sa première crise en 1894 à 47 ans et succomba au cours d'une crise 21 ans après, en 1915, à 68 ans.

Un autre que nous avons pu suivre avec une très grande minutie, atteint d'aortite spécifique longtemps méconnue, eut sa première crise en 1904 et mourut vésanique en 1915. Le traitement spécifique l'avait débarrassé de ses crises mais n'avait pu empêcher la dégénérescence cérébrale.

On voit que **l'existence d'une lésion avérée de l'aorte n'est pas à elle seule suffisante** pour *légitimer un pronostic fatal à brève échéance.*

En ce qui concerne la modalité anatomoclinique de la lésion aortique constatée,

dans 15 cas il y avait aortite spécifique avérée du type Hodgson ;

dans 4 cas il y avait ectasie aortique ;

dans 3 cas il y avait aortite simple d'origine indéterminée non spécifique ;

dans 15 cas il y avait aortite simple et périaortite avec artériosclérose plus ou moins développée, le plus souvent subordonnée, semblait-il, à une diathèse bradytrophique (neuroarthritique) du type goutteux (obésité, eczéma à répétition, lithiases, éréthisme neurocardiaque accentué) ;

dans 3 cas, ce qui prédominait nettement c'était une myocardite avec dilatation : rhumatismale, athéromateuse, peut-être consécutive à l'abus des hypnotiques dans un cas.

La syphilis *était sûrement présente dans à peu près la moitié de ces cas et se manifesta comme un facteur de grande gravité.*

Durée moyenne de la survie dans 40 cas mortels
(St personnelle)

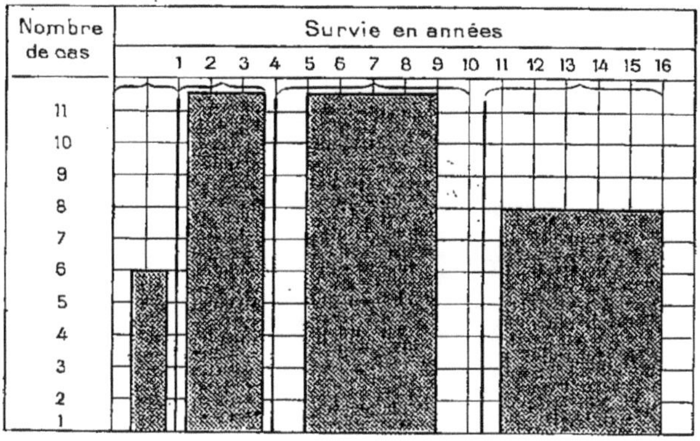

Nombre de cas — Survie en années
1 2 3 4 5 6 7 8 9 10 11 12 13 14 15 16
11 10 9 8 7 6 5 4 3 2 1

Durée moyenne dans 50 cas mortels
Herrick et Nazum (Journ. of the Am. Méd. Assoc. _ 12 Janv. 1918)

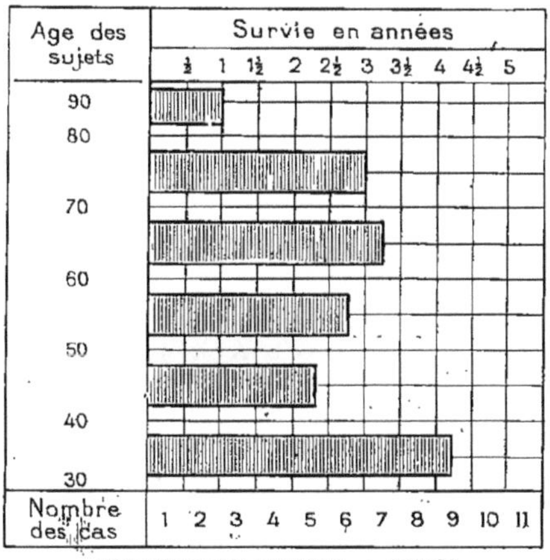

Age des sujets — Survie en années
½ 1 1½ 2 2½ 3 3½ 4 4½ 5
90 80 70 60 50 40 30
Nombre des cas
1 2 3 4 5 6 7 8 9 10 11

FIGURES XXIV et XXV

Survie après la première crise avérée d'angor dans l'angine de poitrine.

Age du décès dans 40 cas mortels
(St. personnelle)

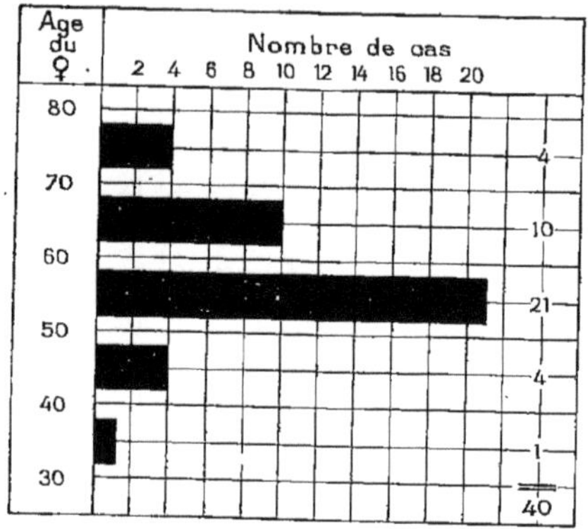

Age du décès dans 50 cas mortels
Herrick et Nazum (Journ. of the Am. Méd. Assoc. 12 Janvier 1918)

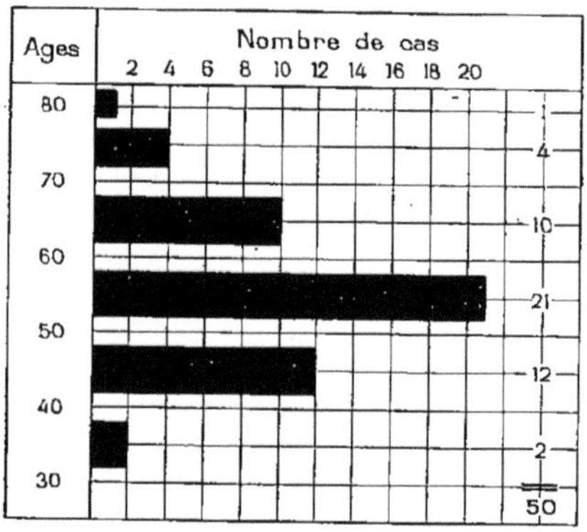

Ages
Nombre de cas
2 4 6 8 10 12 14 16 18 20
80
70
60
50
40
30
1
4
10
21
12
2
50

FIGURES XXVI et XXVII
Age du décès dans l'angine de poitrine.

IV

INDICATIONS THÉRAPEUTIQUES GÉNÉRALES

IV

Les exemples cliniques concrets, les constats anatomiques classiques, les données physiopathologiques certaines précédemment collationnés nous ont permis d'édifier une pathogénie synthétique rationnelle des angines de poitrine et d'en donner une classification pratique qui nous permet d'aborder maintenant de façon rationnelle l'exposé des traitements.

Il se présente en deux circonstances concrètes fort différentes : pendant la crise, en dehors des crises.

TRAITEMENT INTERPAROXYSTIQUE DES CRISES

Ce traitement découlera d'abord et nécessairement des causes mêmes :

TRAITEMENT ÉTIOLOGIQUE

Ce sera

le *traitement anti-syphilitique* chez les spécifiques,

le *traitement de désintoxication* chez les intoxiqués (tabac, alcool, plomb),

le *traitement de réduction* chez les auto-intoxiqués (goutte, diabète),

le *traitement pithiatique et antispasmodique* chez les névropathes anxieux (névrose d'angoisse).

le *traitement antidyspeptique*, évacuateur de l'estomac chez les dyspeptiques, névropathes, aérophages.

Eléments cliniques du syndrome.

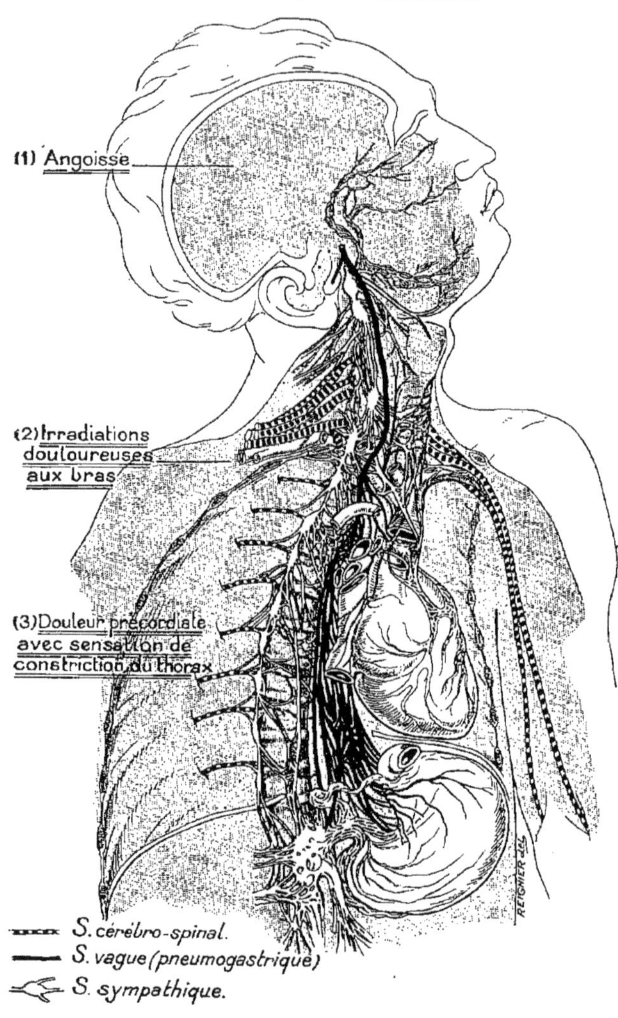

FIGURE XXVIII

Pathogénie et indications thérapeutiques.

CAUSES MENTALES = Inquiétude — émotion — névrose d'angoisse.

Psychothérapie.

CAUSES SYMPATHIQUES = Névrose sympathique.

Angiospasme { traumatique. lésionnel. émotif.

Sédatifs dépresseurs neuro-cardiaques.
Valérianes. Bromures. Morphine.

Sympathectomie.

CAUSES AORTIQUES ET PÉRIAORTIQUES.

Spécifiques = ***T. spécifique.***
Goutteuses = ***T. de réduction.***
Banales = ***Révulsion.***

CAUSES CORONAIRES : (*spasme* ?). V. angiospasme.

CAUSES MYOCARDIQUES = Epuisement brusque de puissance de réserve.

Cardiotoniques = huile camphrée.
digitale.
peptone de cœur.

CAUSES STOMACALES = aérophagie.

Médication évacuatrice et antidyspeptique.

CAUSES VISCÉRALES EN GÉNÉRAL.

Restreindre et supprimer l'excitation, point de départ du réflexe.

Ce traitement étiologique sera éventuellement combiné, amalgamé, conjugué aux *traitements symptomatiques*.

TRAITEMENTS SYMPTOMATIQUES

adéquats dirigés contre :

le spasme (sédatifs du système nerveux : bromures, valériane, etc., vasodilatateurs : nitrites, stimulants diffusibles, éther, acétate d'ammoniaque, etc.),

l'***hypertension*** (hypotenseurs, sédatifs, saignées, etc.),

la pléthore (régime de réduction, diète, exercices, saignées, purgations),

la douleur(analgésiques: morphine,antipyrine,aspirine).

L'***insuffisance cardiaque*** nécessitera le traitement tonicardiaque habituel (repos, diète, digitale, opothérapie cardiaque).

C'est toute la clinique thérapeutique qu'il conviendrait d'exposer pour traiter intégralement la question du traitement pathogénique des angines de poitrine.

Nous nous contenterons de donner de ces indications thérapeutiques générales deux tableaux schématiques établis à titre de mementos et qui condensent à fins pratiques les médications possibles à remplir dans les cas si complexes d'angines de poitrine que la clinique courante impose aux praticiens.

Quelques réserves que l'on puisse et doive faire jusqu'ici sur l'extension de la ***sympathectomie*** en tant que traitement curateur de l'angine de poitrine, l'intérêt doctrinal est considérable de la sympathectomie pratiquée par Jonesco (1) avec des résultats très favorables dans deux

(1) Jonesco, Traitement chirurgical de l'angine de poitrine par la résection du sympathique cervico-thoracique. *Ac. de Médecine*, 19 juillet 1921 et 25 octobre 1921.
Tuffier, *id. Ac. Médecine*, 19 juillet 1921.

cas d'angine de poitrine grave. Chez le premier malade atteint d'aortite syphilitique invétérée, Jonesco pratiqua sous rachianesthésie cervicodorsale(0.02 de stovaïne, 0.001 de strychnine) la résection unilatérale du dernier ganglion cervical et du premier ganglion thoracique gauche ; la cessation des crises semble avoir été immédiate et s'être maintenue depuis cinq ans.

Voici avec plus de détails la deuxième observation :

Traitement chirurgical de l'angine de poitrine par la résection du sympathique cervico-thoracique.

M. Thomas Jonesco, au mois de juillet 1921, entretint l'Académie d'une seconde opération relative au traitement chirurgical de l'angine de poitrine par la résection du sympathique cervico-thoracique. Il donna au mois d'octobre l'observation du malade et les résultats obtenus. Voici cette observation et ses résultats :

Il s'agit d'un homme de 54 ans, dont la maladie a débuté, il y a huit ans, par de légères sensations de constriction dans la région supérieure du thorax, provoquées surtout par la fatigue et influencées par l'humidité atmosphérique. De courte durée, ces sensations disparaissaient sans laisser de traces. On lui a trouvé alors *une aortite.* Malgré le traitement qu'on lui a fait subir, il n'a ressenti aucune amélioration. Peu à peu ces sensations de constriction et de gêne respiratoire devinrent plus fréquentes et, il y a deux ans, il a eu *un ictus.* On lui fit une phlébotomie et il subit un traitement iodé qui l'améliora pour quelque temps. L'*examen du sang donna une réaction de Wassermann positive.* Ensuite, plusieurs séries de traitements mercuriels ne donnèrent pas de résultats apparents. Depuis un an, la marche, les moindres émotions réveillaient des douleurs partant de la région précordiale, irradiant dans tout le thorax et donnant la sensation d'une forte constriction thoracique très douloureuse qui remontait dans la région cervicale et dans le membre supérieur gauche. Ces douleurs étaient accompagnées d'une sensation de suffocation imminente qui durait 10 à 15 minutes, après quoi elle disparaissait. Ces sensations étaient très fréquentes et devenaient plus intenses aux moindres changements atmosphériques. Tous les traitements spécifiques et autres n'ont donné aucune amélioration. C'est ce qui décida le malade à accepter une intervention chirurgicale que le professeur Paulesco, de Bucarest, lui proposa.

A l'examen, on notait *une hypertrophie du cœur et une dilatation de l'aorte d'un diamètre de 4 à 5 centimètres avec souffle systolique rugueux à la base ;* bronchite chronique, emphysème pulmonaire, urine normale ; *Wassermann positif.*

Le 12 juin, M. Jonesco fit, sous la rachianesthésie dorso-cervicale avec 2 centigrammes de stovaïne et 1 milligramme de strychnine, la *résection du sympathique cervico-thoracique unilatéral gauche.* L'opération se passa normalement et, le huitième jour, le malade était complètement guéri. Il a été revu constamment en juillet, août, septembre et octobre. L'amélioration, qui s'est produite immédiatement après l'opération, s'est accentuée de plus en plus. Les sensations douloureuses ont disparu, la respiration est devenue libre. Il peut marcher rapidement, monter les escaliers, sans aucune sensation d'oppression. Il se déclare pleinement satisfait de ce résultat, car il peut vivre normalement sans être aucunement incommodé par les graves symptômes qu'il présentait avant l'opération.

En somme, résultat excellent, obtenu dans un cas très grave où la vie était devenue intolérable.

Il est impossible de se prononcer sur les indications possibles d'une semblable intervention — délicate et redoutable. L'ablation du dernier ganglion cervical et du premier ganglion thoracique en particulier est une intervention « délicate » pour employer l'euphémisme de l'opérateur lui-même. — Il est évident que c'est seulement en présence de crises très graves — et après échec des médications rationnelles — spécifique en particulier, qu'il devra se résoudre à faire courir un pareil risque opératoire. Il faudra d'autre part attendre que le temps ait permis d'en apprécier l'effet éloigné. Il n'en est pas moins vrai qu'il y a là une suggestion héroïque à retenir et la preuve indubitable du rôle de l'angiospasme sympathique dans la pathogénie des angines de poitrine même subordonnées à des lésions aortiques indubitables.

Quant à la technique, v. Jonesco, *La résection du sympathique cervico-thoracique* (*Presse médicale*, 26 avril 1922).

∴

Les résultats fussent-ils aléatoires et transitoires de la sympathectomie n'en démontrent pas moins, ce qu'on est en droit d'attendre comme action sédative des inhibiteurs et dépresseurs du sympathique — et toute la pharmacodynamie actuelle s'oriente résolument vers la recherche et l'étude systématique des dits agents.

Indications thérapeutiques

Traitement étiologique :

Infection :	T. spécifique chez les syphilitiques. T. anti infectieux chez les infectés.
Intoxication :	T. de suppression : chez intoxiqués tabac, alcool, liqueur, plomb. T. de désintoxication chez diathésiques goutte, diabète, etc. réduction, purgations, diurèse, etc.
Névrose ·	Psychothérapie, hydrothérapie.

Traitement physiopathologique :

Spasme :	T. antispasmodique : sédatif du système nerveux.
Hypertension :	T. hypotension : réduction, sédatif, saignées, eté.
Pléthore :	Cures de réduction, émissions sanguines.
Douleur :	Analgésiques : Morphine, antipyrine, aspirine, révulsions.

Insuffisance cardiaque : repos, tonicardiaques (digitale, opothérapie).

Ischémie-coronarienne : Vaso-dilatateurs : nitrites.

Aérophagie : T. antidyspeptique - évacuation de l'estomac.

Traitement anatomopathologique :

Sympathectomie.

V

LA PRATIQUE MÉDICALE USUELLE

STATISTIQUE DE 100 CAS RÉELS D'ANGINE DE POITRINE.

LES POINTS DIAGNOSTIQUES PRATIQUES ESSENTIELS DES ANGINES DE POITRINE

V

La pratique médicale usuelle.
Statistique de 100 cas réels d'angine de poitrine.
Groupement pratique des angines de poitrine.
Angines subordonnées à une aortite.
Angines subordonnées à la goutte, la pléthore, l'angiospasme.
Angines subordonnées à la névropathie, l'aérophagie.
Angines hors cadre le plus souvent réflexes.
Les points diagnostiques pratiques essentiels des angines de poitrine.

Telles sont les données les plus générales des indications relatives aux angines de poitrine.

Si maintenant nous abordons le problème ***du point de vue résolument concret de la pratique médicale*** journalière courante — de la clinique agissante — nous voyons que 90 o/o des cas d'angor qui se présentent à notre observation peuvent se classer dans l'un des trois groupes suivants :

1) *ANGORS SUBORDONNÉS A UNE AORTITE*

(33 o/o environ des cas) le plus souvent (2 fois sur 3) d'origine syphilitique, le tiers restant étant d'origine goutteuse, athéromateuse, paludéenne, cryptogène.

Il s'agit en majorité d'hommes (3/4) de 45 à 60 ans. Ce qui s'explique par la fréquence de la syphilis chez l'homme et par l'apparition relativement tardive de l'aortite spécifique 10, 20 ans et plus après l'accident primitif. Il s'agit à peu près toujours de syphilis mal soignées. Leur pronostic est particulièrement grave si la lésion aortique s'accompagne de dégénérescence du myocarde, avec épuisement de la puissance de réserve et tendance à la dilatation. A noter l'hypertension, parfois considérable, très fréquente, quasi-constante.

2) *ANGORS SUBORDONNÉS A LA GOUTTE, LA PLÉTHORE, L'ANGIOSPASME*

chez des sujets abusant de la table, du tabac, de l'alcool et du reste. Ils représentent environ 1/8 (13 o/o exactement) des cas de notre statistique. Il s'agit en majorité d'hommes en moyenne plus jeunes que dans la série précédente, 40 à 55 ans. La gravité est généralement ici beaucoup moindre, et l'action de l'hygiène beaucoup plus profonde. A noter l'hypertension moyenne et réductible.

3) *ANGORS DES PITHIATIQUES DU TYPE NÉVROSE D'ANGOISSE BIEN SOUVENT AÉROPHAGES ET DYSPEPTIQUES*

en sorte que nous réunissons dans un même groupe ces deux catégories si voisines de malades. Ce sont heureusement les cas les plus fréquents, près de moitié dans notre statistique (exactement 44 o/o). Les femmes prédominent de beaucoup dans ce groupe : 34 femmes pour 10 hommes. Les sujets sont beaucoup plus jeunes 30 à 50 ans, avec parfois recrudescence à la ménopause. Le pronostic est ici particulièrement bénin, quoique l'affection soit souvent fort tenace. A noter une tension bien souvent normale, voire hyponormale, et la coexistence habituelle de troubles digestifs.

4) ANGORS DE CAUSES TRÈS VARIABLES ET DIFFICILEMENT GROUPABLES

d'origine réflexe pour la plupart, mais dont le point de départ peut être très délicat à dépister. On a signalé des angors d'origine dentaire et guéris radicalement par l'ablation d'une dent malade.

Nous avons personnellement relevé l'observation d'une angineuse chez laquelle nous décelâmes la présence méconnue d'un fibrome et dont l'angor céda à l'ablation du dit fibrome. C'est à l'occasion de ces cas, hors cadre, que les méthodes modernes d'investigation, et le sens clinique ont les plus brillantes occasions de manifester leur valeur.

N. B. Notre statistique étiologique n'a porté que sur les cas où nous avons pu mettre en œuvre systématiquement la radioscopie comme élément diagnostique.

*
* *

Voici à titre documentaire ***la statistique étiologique condensée de 100 cas d'angors*** collationnés dans une série continue de 1.800 observations relativement récentes datant de moins de 10 ans, contenant un nombre sensiblement égal d'hommes et de femmes adultes (894 hommes et 906 femmes). Le nombre relativement élevé de cas d'angors dépend évidemment de notre spécialisation circulatoire. Quoi qu'il en soit la statistique donne les résultats suivants :

100 CAS D'ANGOR (52 HOMMES, 48 FEMMES)

1er *groupe : **type Névrose d'angoisse*** accompagnée ou non d'***aérophagie*** et de *phénomènes dyspeptiques.*

44 cas : sexe : 30 femmes, 14 hommes.

Ages extrêmes : 20 ans et 66 ans.
Age moyen : 40 ans.
Tensions : le plus souvent normales,
parfois faibles $\left(\frac{10}{7}\text{ par ex.}\right)$, hyposphyxiques,
ou un peu fortes $\left(\frac{17}{9\ 1/2}\text{ par ex.}\right)$: ménopause, obésité, éréthisme nerveux.
Fréquence du pouls : tachycardie habituelle 80 à 120, rares cas à fréquence normale.
Facteurs étiologiques accessoires : Tabagisme, Intoxication oxycarbonée, Véronalisme, Hyposphyxie, Obésité, Ptose viscérale, Dysménorrhée, Ménopause, Hystérectomie, Shocks opératoires.
Pronostic essentiellement bénin quant à la vie. Nous n'avons pas observé un seul cas fatal.
Affection bien souvent rebelle, quand la névrose est constitutionnelle.

2e *groupe : **type Affection aortique.***

32 cas : sexe : 23 hommes, 9 femmes.

ETIOLOGIE :

Syphilis.	21 cas	Athérome.	4 cas
Goutte .	4 cas	Paludisme	1 cas

Causes inconnues. 3 cas

AGES EXTRÊMES : 40 ans et 83 ans.
AGE MOYEN : 58 ans.

On voit que dans l'ensemble les sujets sont sensiblement plus âgés que dans le groupe précédent.

TENSIONS : Fortes de façon à peu près constante $\left(\frac{25}{11}, \frac{24}{13}, \frac{21}{9}, \text{etc.}\right)$.

Parfois très fortes $\left(\frac{26}{13}, \frac{27}{14}, \frac{28}{17}, \frac{30}{13}, \text{etc.}\right)$.

Exceptionnellement normales ou faibles :

$\frac{13\ 1/2}{7\ 1/2}$ dans un cas de Hodgson avec emphysème et médiastinite chronique.

$\frac{15}{11}$ chez une femme de 57 ans atteinte d'aortite goutteuse.

$\frac{16}{8}$ chez un athéromateux de 62 ans.

FACTEURS ÉTIOLOGIQUES ACCESSOIRES :

Tabagisme, éthylisme.

Pléthore ; néphrite hypertensive, obésité, diabète.

Hystérectomie.

MODALITÉS CLINIQUES :

3 ectasies aortiques.

4 aortites avec insuffisance du type Hodgson.

3 aortites du type athéromateux.

22 aortites simples sans insuffisance.

5 fois la périaortite et la médiastinite étaient évidentes à l'examen radioscopique.

PRONOSTIC : c'est seulement dans ce groupe que des crises fatales ont été observées quatre fois.

Toutefois cette statistique est de date trop récente, 2 à 10 ans, pour être fort démonstrative à ce point de vue. Il y faut un plus grand recul. Nous y avons insisté d'ailleurs au chapitre consacré au pronostic.

Cependant le seul fait de relever dans ce groupe d'observations les âges de 83 ans, 74 ans, 65 ans, 66 ans, 67 ans démontre à lui seul qu'il convient, en l'absence d'une myocardite scléreuse, de ne pas s'exagérer la fatalité de cette affection.

Des lésions graves de l'aorte, avec angor, peuvent accorder de longues survies de 7, 8, 10 ans et plus, comme nous le verrons plus loin.

3e groupe : **type Goutte, Obésité, Pléthore.**

13 cas : sexe : 8 hommes, 5 femmes.

Age moyen : 50 ans.

Tensions moyennement fortes $\left(\frac{16}{9}, \frac{20}{14}, \frac{18\ 1/2}{12\ 1/2}, \frac{16}{10}, \frac{20}{11\ 1/2}, \frac{17}{8\ 1/2}, \text{etc.}\right)$.

Facteurs étiologiques associés :

Tabagisme, éthylisme.
Diabète, emphysème, ménopause, lithiases.
Sédentarité, anoxhémie.

Pronostic : moins bénin que le 1er groupe, des observations fatales ont été relevées.
moins grave que le 2e groupe, survies plus longues.

De toutes façons : âge, tension, pronostic, ce groupe est intermédiaire entre les deux précédents.

Dernier groupe : hors cadre. Il est simplement constitué par les cas ne rentrant nettement dans aucun des groupes précédents.

11 cas : sexe : 7 hommes, 4 femmes.

On y rencontre comme on va voir les espèces cliniques les plus disparates.
Néphrite glomérulaire hypertensive.
Hyposphyxies 5 cas.
Lésion mitro-aortique bien compensée d'origine rhumatismale.
Insuffisance mitrale.
Médiastinite chronique.
Cholémie avec hypertension portale.
Fibrome.
Un cas de syphilis méconnue sans lésions.

En ce qui concerne la ***syphilis*** toujours systématiquement recherchée, elle fut trouvée 25 fois, dans un quart des cas. 21 fois d'ailleurs elle se traduisait par une aortite spécifique plus ou moins bien caractérisée. 4 fois elle ne paraissait intervenir d'aucune façon dans la genèse de l'angor qui ne fut aucunement modifié par le traitement spécifique.

M. Gallavardin arrive à un pourcentage assez proche du nôtre quant à la fréquence de la syphilis dans l'angine de poitrine.

La statistique de Gallavardin (*Soc. méd. Hôpitaux de Lyon*, 2 décembre 1919) ***relative à 91 cas*** indique que c'est une maladie très rare à l'hôpital (2 o/o des cas), surtout fréquente chez l'homme (93 o/o) (La cause de la prédominance si extraordinaire de la masculinité dans cette statistique nous échappe).

L'origine syphilitique est loin d'être fréquente. Par un examen minutieux et complet de tous les organes et même par le Wassermann, M. Gallavardin, sur 91 cas étudiés à fond à ce point de vue, ne trouve la syphilis certaine que dans 31 cas et douteuse dans 5 cas. Plus de la moitié des angineux vrais n'étaient donc pas syphilitiques. Une nouvelle confirmation est apportée par le fait suivant. On admet généralement que l'insuffisance aortique d'origine artérielle est de nature syphilitique. Or, dans cette statistique, 14 cas s'accompagnaient de cette variété d'insuffisance aortique, et, sur ces 14 cas, 13 étaient des syphilitiques certains.

Il semble donc que l'on ait fait jusqu'à ce jour une place trop grande à la syphilis dans l'étiologie de l'angine de poitrine vraie, et que d'autres éléments doivent intervenir de façon plus fréquente qu'on ne le croit.

M. Vaquez donne un pourcentage à peu près identique. 30 cas de syphilis sur 100 malades observés.

Douglas Vander Hoof (*American Therapeutic Society*, 6 juin 1919) arrive à une statistique sensiblement identique à la nôtre 20 à 25 o/o (20 or 25 o/o of cases are associated with syphilitic cardio vascular diseases).

Bref 1/4 à 1/3 des cas d'angor se produisent chez des syphilitiques et semblent de beaucoup le plus souvent en pareil cas, subordonnés à des lésions cardio-vasculaires syphilitiques.

PRATIQUEMENT donc, en présence d'un sujet se plaignant de crises anginiformes plus ou moins nettement caractérisées (douleurs précordiales (sternalgie) avec angoisse accompagnées ou non d'irradiations brachiales), on cherchera à élucider avec précision les cinq points suivants :

1) *Y a-t-il aortite?*

Si oui — quelle en est la ***nature*** — ce qui conduit inévitablement à la 2e question.

2) *Y a-t-il syphilis?*

En toute hypothèse, et à la moindre suspicion ne pas hésiter à pratiquer plus ou moins discrètement ***un traitement d'épreuve.***

3) *Il n'y a ni aortite ni syphilis.*

Y a-t-il ***Goutte, pléthore, obésité?*** Bien souvent évidents et attestés facilement à l'ordinaire par les antécédents tant héréditaires que personnels et l'examen clinique le plus rudimentaire.

4) *Et aortite, syphilis, affections diathésiques ayant été minutieusement recherchées et éliminées,* rechercher *l'hyperréactivité angiospasmodique,* ***la névrose d'angoisse***, avec son accompagnement habituel l'***aérophagie***.

5) Si enfin l'élimination d'affection aortique, syphilitique, diathésique ou névropathique a pu être faite avec rigueur, il conviendra de procéder à un examen clinique minutieux et complet et de voir si l'on ne se trouve pas en présence d'un de ces cas hors cadre, extraordinaires, ***d'angor réflexe*** pouvant être rapporté aux stimuli les plus éloignés (fibrome, névralgie dentaire, etc.).

VI

TRAITEMENTS RÉELS DE CAS CONCRETS
D'ANGINE DE POITRINE

TRAITEMENTS EN DEHORS DES CRISES

VI

Traitements réels de cas concrets d'angine de poitrine.

Traitements en dehors des crises :

I. Types : Angors = Névrose d'angoisse.
II. Types : Angors = Goutte et pléthore, angiospasme.
III. Types : Angors = Aortico-syphilitiques.
IV. Types : Angors divers.

Remarques pratiques relatives a la mise en œuvre des traitements précédents. Médications diverses.

Le travail *diagnostic bien établi*, il faudra réaliser la phase essentielle d'*action thérapeutique.*

Nous donnerons ***quatre types de traitements*** correspondant aux *quatre groupes d'angor précédemment décrits.*

Ce ne seront pas des *ordonnances schématiques*, rédigées de « chic » pour les besoins du livre, mais des ***ordonnances réelles***, ayant subi l'épreuve de l'observation.

PREMIER TYPE : NÉVROSE D'ANGOISSE

A. *ANGOR PITHIATIQUE PUR*

OBSERVATION 2356

qui nous a fourni l'observation clinique type rappelée pages 8 et 9. Voir ci-contre page 87.

Syndrome d'angor diurne et nocturne chez un cholémique, vagotonique et pithiatique (Névrose d'angoisse)

B. *NÉVROSE D'ANGOISSE SINE MATERIA AVEC PHÉNOMÈNES DYSPEPTIQUES*

Moins radical que dans le cas précédent, le résultat n'en fut pas moins attesté par la disparition complète des crises. La prédisposition anxieuse n'étant pas sensiblement modifiée.

OBSERVATION 4829

Aucune lésion du cœur ou de l'aorte. Névrose d'angoisse sine matéria subordonnée à une hyperémotivité constitutionnelle et à la dyspepsie.

1) *Entraînement physique méthodique.*

a) Gymnastique suédoise et particulièrement respiratoire, conformément aux indications.

b) Pratique régulière de sports modérés : marche, bicyclette, natation, canotage, tennis, golf, croquet, billard.

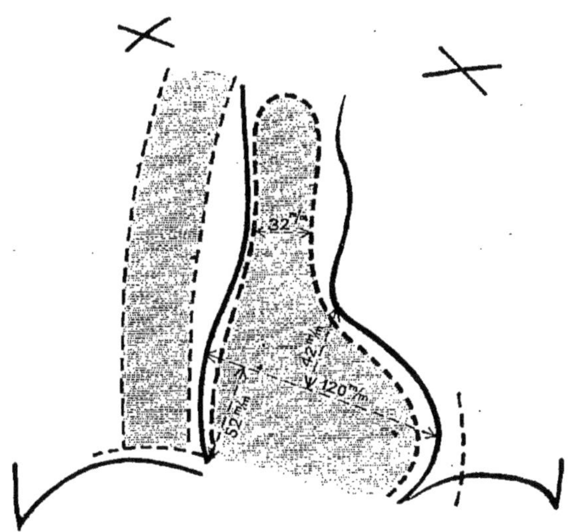

FIGURE XXIX
Angor pithiatique (Obs. 2356).

Homme 1853. 1m, 72 = 74,500 kilog. 68 $\frac{14\ 1/2\ \text{(maxima)}}{8\ 1/2\ \text{(minima)}}$.

Ni sucre ni albumine, auscultation négative, épreuve fonctionnelle excellente, pas de spécificité.

Antécédents hépatiques (coliques hépatiques, ictères, cholémie).

Débilité veineuse (varices, varicocèle, hémorrhoïdes).

Sujet inquiet (scrupuleux, pessimiste).

Depuis 3 ans, à la suite de diagnostic d'aortite, douleurs rétro-sternales, angoisse et oppression, syndrome d'angor diurne et nocturne.

Diagnostic :

1) *Cholémie.*

2) *Hyposthénie neuro-circulatoire*, psychonévrose dépressive, névrose d'angoisse.

3) Aucune lésion cardio-artérielle.

4) *Faux angor pithiatique* et par spasme émotif.

Traitement :

1) *Psychothérapie* : aucune lésion, aucun danger.

2) Strychnine, Biophorine.

Résultat : Immédiat, renforcé par traitement, aucune crise. Il persiste encore sans modification objective appréciable.

2) *Hydrothérapie.*

a) Tubs tièdes, puis froids, quotidiens.
b) Bains carbogazeux bihebdomadaires

36°	10'
38°	12'

et frictions générales quotidiennes.

3) *Régime mixte modéré : mastiquer longuement.*

Eviter sauces, graisses, aliments gras ; excitants : thé, café, alcool, liqueurs ; féculents, farineux, légumineuses (V. ci-dessous).

4) *Régime médicamenteux.*

10 jours par mois :

Iodure de sodium	5 gr.
Bromure de sodium . . .	12 gr.
Sirop éc. or. amères . . .	300 gr.

Une cuiller à dessert trois fois par jour au milieu des repas :

10 jours suivants :

Extrait de valériane	10 cent.
Extrait de jusquiame. . . .	5 cent.
	f. s a. n° 30

trois fois par jour en dehors des repas.

10 derniers jours :

Aucun traitement.

Détails du ***Régime.***

Observations générales.

Manger lentement et tranquillement à des heures régulières.

Mastiquer longuement, couper la viande très menue, écraser les légumes.

Boire aux repas un seul verre de boisson (200 cc.).

Prendre à la fin des repas une tasse d'infusion d'anis étoilé.

Rester étendu 1/2 heure environ après les repas.

Aliments permis :

Potages maigres ou au lait, ou au bouillon bien dégraissé.

Viandes rouges (bœuf, mouton) ou blanches (veau, volaille) ou gélatineuses (tête et pieds de veau, pieds de mouton) bien cuites, en quantité très modérée, 200 grammes au plus.

Maigre de jambon, langue fumée.

Poissons maigres bouillis (sole, merlan, dorade, bar, etc.).

Volaille, excepté l'oie et le canard.

Légumes frais (petits pois, haricots verts, carottes, asperges, artichauts, scorsonères, salades cuites, légumes herbacés).

Pommes de terre.

Pâtes alimentaires, céréales.

Fruits sucrés bien mûrs.

Pain (en quantité restreinte) : 120 grammes au plus.

Lait de préférence écrémé et laitages, fromages frais.

Boisson ; eau, infusions. Bordeaux (s'il est supporté).

Eviter surtout :

Les *graisses* et les viandes grasses (porc, oie, saumon, maquereau, anguille, sauces, ragoûts, fritures, etc.).

Les *acides* (vinaigre) ; les fruits insuffisamment mûrs ; l'oseille, les crucifères, choux, navets, raves, radis, etc.

Les *épices*, viandes faisandées, marinées, salées, conservées.

Les *mets indigestes*, crustacés, coquillages, oignons, crudités, champignons, truffes.

Les *abats*, rognons, riz de veau, foie de veau.
Les *boissons alcooliques*, le chocolat, le thé, le café.
Les œufs et les cervelles.

Remarques culinaires :

Viande. Volaille. — Grillée ou rôtie sans sauce, bien cuite.

Poissons. — Au court-bouillon avec beurre frais et jus de citron au moment de servir.

Légumes. — Cuits à l'eau, avec beurre frais et jus de citron au moment de servir.

Fruits. — Cuits avec très peu de sucre ou crus bien mûrs.

Potages épais. — Purée de légumes passés ou au lait.

Menu type.

Matin : Café au lait, sucré avec miel et biscottes ou pain grillé, 200 cc.

Midi : 12 h. Repas principal :
a) Une noix de côtelette.
b) Un plat de pommes de terre.
c) Un légume frais.
d) Un fruit bien mûr.
e) Pain rassis (70 grammes environ).
f) Vin coupé d'eau ou infusion chaude (200 cc.).

Dîner : 6 h. 1/2. *a)* Un potage 1/2 assiette.
b) Un poisson ou un peu de volaille.
c) Légume frais.
d) Fromage frais.
e) Pain (50 grammes environ).
f) Boisson comme à midi.

Soir : 9-10 h. Une tasse d'infusion chaude : au besoin, dans la nuit, une grande tasse de lait chaud sucré ou non.

C. *SYNDROME ANGINIFORME CHEZ UN PLÉTHORIQUE-AÉROPHAGE*

OBSERVATION 3596

C'est l'observation qui nous fournit le type décrit p. 10 et 11.

Syndrome anginiforme chez un pléthorique-aérophage (dyspnée paroxystique avec constriction thoracique, douleurs précordiales et angoisse).

Syndrome clinique fréquent chez les *névropathes tachyphages*. L'éréthisme nerveux, l'absence de signes réels d'affection cardio-aortique, la présence de météorisme abdominal et d'une poche à air stomacale développée sont — associés au syndrome subjectif sus-mentionné — les éléments essentiels du diagnostic.

Trois indications thérapeutiques.

1° *Assurer une évacuation normale de l'estomac* par un régime convenable et une médication stomacale isotonique évacuatrice ;
2° *Apaiser l'éréthisme nerveux* : par l'hydrothérapie tiède et, éventuellement, un sédatif nerveux ;
3° *Psychothérapie anti-anxieuse* : affirmer l'absence de toute lésion cardio-aortique. S'abstenir de toute médication cardiaque.

Réalisation pratique.

Le résultat remarquable quintessencié par les deux orthoradioscopies des pages 12 et 13 a été obtenu avec la prescription suivante :

Les trois premiers jours :

a) Repos à la chambre ;
b) Un litre de citronnade en cinq prises ;
c) Purgation 1er et 3e jour avec sulfate de soude, 40 gr.

Les semaines suivantes :

a) Reprise graduelle de la vie normale.

b) *Régime mixte modéré* en évitant : graisses et aliments gras, féculents et farineux, gibier, charcuterie, coquillages, fromages fermentés et tous aliments fermentescibles.

Rééducation masticatoire.

Manger lentement à des heures régulières.

Rester sur son appétit.

A la fin des repas une tasse à thé d'infusion d'anis.

c) Le matin au réveil, le soir au coucher, éventuellement une heure après les repas, une tasse à thé d'eau tiède additionnée d'une cuillerée à café de la poudre suivante :

Sulfate de soude	8 gr.
Citrate de soude	12 gr.
Lactose.	180 gr.

d) *Hydrothérapie tiède* : tubs, douches, bains tièdes.

e) *Entraînement physique progressif* :

1° Mouvements dits de plancher ;
2° Marche progressive en terrain plat, puis incliné ;
3° Bicyclette, équitation, croquet, golf, billard, puis canotage, natation, etc., etc.

En cas de crise :

1° Compresses humides chaudes sur l'estomac ;

2°

Acétate ammoniaque.	4 gr.
Cognac vieux	20 gr.
Sirop d'éther	40 gr.

Quelques gorgées.

TYPE II : ANGOR SUBORDONNÉ A LA GOUTTE, A LA PLÉTHORE, A L'ANGIOSPASME

A. Observation 272

Angor par angiospasme, goutte, pléthore, avec grosse hypertension facilement réduite au début par des cures de réduction appropriées.

On trouvera les détails évolutifs de cette remarquable observation pages 14 et suivantes.

Les résultats très brillants des trois premières années du traitement (1912-1913-1914) furent obtenus au moyen de nombreuses variations du thème initial suivant, particulièrement efficace.

Traitement.

Les trois premiers jours :

1) Repos absolu au lit.

2) 8 ventouses scarifiées, chaque jour, sur les reins.

3) Un litre de liquide, lait ou eau, en quatre prises, régulièrement espacées.

4) Benzoate de soude. } αα 0 gr. 50
Théobromine . . }
Digitaline cristallisée. 1/10 de milligramme
Pour un cachet n° 9.
Trois par jour.

Les semaines suivantes :

1) *Repos* relatif, reprise progressive d'une activité physique et professionnelle modérée.

2) 8 *ventouses scarifiées*, hebdomadaires, puis mensuelles.

3) *Régime de grande réduction* :
Hypochloruré.

Hypoazoté : 80 grammes viande, volaille ou poisson à un seul repas.

Hypohydrocarboné : 100 gr. de pain, *pas* de féculents.

Hypohydrique : 1 l. 1/4 de liquide, au plus, par jour.

Sous contrôle du poids qui doit fléchir.

4) *Traitement médicamenteux.*

Le lundi et le vendredi :

Granules de digitaline cristallisée de 1/10 de milligramme un, matin, après-midi et soir, trois par jour.

Le mardi et le samedi :

Une ou deux pilules d'aloës de 0,10 le soir, au coucher.

Le mercredi et le jeudi :

Teinture de cratœgus, XX gouttes, matin et soir, dans une tasse d'infusion d'anis étoilé.

B. Observation 4928

Aortite goutteuse avec dilatation aggravée par tabagisme, éthylisme, excès vénérien chez un sujet jeune, 37 ans, pléthorique Crises graves d'angor avec œdème aigu, dilatation cardiaque, bruit de galop, etc.

Les cinq premiers jours :

a) **Repos absolu** : lit, chaise-longue, fauteuil.

b) **Régime lacté strict** : 1 litre 1/4 et 8 gâteaux secs en quatre prises régulièrement espacées.

c) 8 **ventouses scarifiées** sur les reins et le foie le premier et le troisième jour.

Traitement médicamenteux.

d) Poudre de scille. . . } ãã 5 centig.
Résine de scammonée . . . . . . }
P. de digitale. . . } pour une pilule n° 20.

4 par jour en dehors des petits repas.

e) *En cas d'asthénie trop marquée :* injection d'*huile camphrée* et quelques cuillers à café de *Biophorine*.

Après cette période.

I. **Régime mixte modéré** *indiqué* (n° 1) (V. plus loin).
Et deux fois par semaine :

Régime fruitarien strict :

a) Fruits cuits (marmelades, compotes, confitures) ou crus bien mûrs.
b) Gâteaux secs, tartelettes.
c) Infusion, orangeade, citronnade (un litre au plus de liquide dans les 24 heures).

II. Éviter :

Tabac, alcool, liqueurs, repas copieux.
Les montées, les efforts, le port de poids lourds, la constipation.
Le vent, le froid, l'automobile en vitesse et en voiture découverte.
Le surmenage, les fatigues, les émotions, les excès généralement quelconques.

III. Ventouses :

Faire poser chaque mois *8 ventouses scarifiées sur les reins.*

IV. Traitement médicamenteux.

10 jours par mois :
a) Injection hypodermique quotidienne de 1 à 2 cc. de Lipiodol.
b) Solution de digitaline cristallisée au millième.
VI gouttes le matin au moment du petit déjeuner.

10 jours suivants :

a) Le matin au réveil, le soir au coucher un verre de 200 cc. Vittel (Hépar) et 2 comprimés d'Urazine des usines du Rhône (Citrosalicylate de piperazine).

b) Peptone de cœur, 1 gramme trois fois par jour au milieu des repas (p. ex. : Elixir de peptocardine une cuiller à dessert trois fois par jour au milieu des repas).

10 derniers jours :

Alternativement un mois sur deux.

a) Energétène de valériane Byla, une cuiller à café trois fois par jour en dehors des repas dans un peu d'eau sucrée.

b) Globules Fumouze au Bromure de sodium (0,25 par globule). 4 par jour au milieu des repas.

ou

Iodure de sodium	4 gr.
Bromure de sodium . . .	10 gr.
Sirop éc. or. amères . . .	300 gr.

Une cuiller à dessert, trois fois par jour au milieu des repas.

Détails du régime.

Aliments permis :

Viandes de boucherie : (bœuf, mouton, veau exceptionnellement). Poissons d'eau douce : (carpe, brochet, truite, goujon, etc.), excepté : le saumon et l'anguille. Poissons de mer : sole, turbot, merlan, dorade. Volaille. Lapin.	A un seul repas en quantité très restreinte, 80 à 100 grammes

Légumes verts : (pois verts, haricots verts, laitues, chicorées cuites).

Potages maigres ou au lait.

Pommes de terre, carottes, riz, pâtes, topinambours, navets, salsifis.

Lait, fromage.

Lait caillé, 120 à 150 grammes.

Fruits crus : oranges, raisins, fraises, framboises, groseilles, cerises, prunes, poires, pommes.

Fruits cuits : confits, marmelades, gelées, compotes.

Gâteaux secs, tartelettes.

Puddings, gâteaux de riz.

Boissons : Eau, orangeade, citronnade. Infusions aromatiques. Cidre. Vin blanc très étendu.

Pain : grillé ou croûte tendre (100 grammes au plus).

Aliments défendus (ou du moins à éviter) :

Le sel et les aliments salés.

Les graisses, les sauces, les ragoûts et les aliments gras.

Les champignons, l'oseille, les épinards, les truffes.

Les abats, le gibier, les coquillages, la charcuterie, les conserves, les fromages fermentés.

Le chocolat, le cacao, le champagne, le Bourgogne.

Les œufs, les cervelles.

Remarques culinaires :

Viande, volaille. — Grillée ou rôtie sans sauce.

Poissons. — Au court-bouillon avec beurre frais et jus de citron au moment de servir.

Légumes. — Cuits à l'eau, avec beurre frais et jus de citron au moment de servir.

Salades. — Cuites ou crues bien tendres, assaisonnées avec peu de sel et jus de citron de préférence.

Fruits. — Cuits avec très peu de sucre ou crus bien mûrs.

Potages épais. — Purée de légumes passés ou au lait.

Quantités :

Viande, volaille, poisson : à un seul repas 100 grammes au plus.

Pas d'*œufs*.

Lait : 200 grammes au plus.

Pain : 100 grammes au plus.

Pas de *sel*.

Boissons : un seul verre aux repas.

Potages : 1/2 assiette.

Menu type.

Le matin au réveil. — Un grand verre d'eau (200 cc.) pure ou additionnée d'un quart de jus de citron ou (en saison) une grappe de raisin.

8 heures. — Lait au café (120 cc. de lait, 2 cuillères à soupe de café) et biscottes.

11 heures 1/2. — Une aile de poulet, ou un poisson, ou une côtelette.

Pommes de terre, ou carottes, ou haricots.

Marmelade de fruits, ou lait caillé, ou gâteaux secs.

Pain grillé.

Un grand verre d'eau (200 cc.) avec 2 cuillères à soupe de vin blanc.

6 heures. — Un potage maigre aux légumes passés peu salé.

2 cuillères à soupe de riz au gras.

Une orange, ou raisin, ou cerises.

150 cc. eau avec 2 cuillères à soupe de vin blanc.

8 heures. — Une tasse d'infusion chaude (tilleul ou feuilles d'oranger ou verveine, ou feuilles de cassis).

TYPE III : ANGOR SUBORDONNÉ A UNE AORTITE LE PLUS SOUVENT D'ORIGINE SYPHILITIQUE

A. ANGOR AVEC AORTITE DU TYPE HODGSON

OBSERVATION 976

Voici un type des plus curieux. C'est une des rares con-

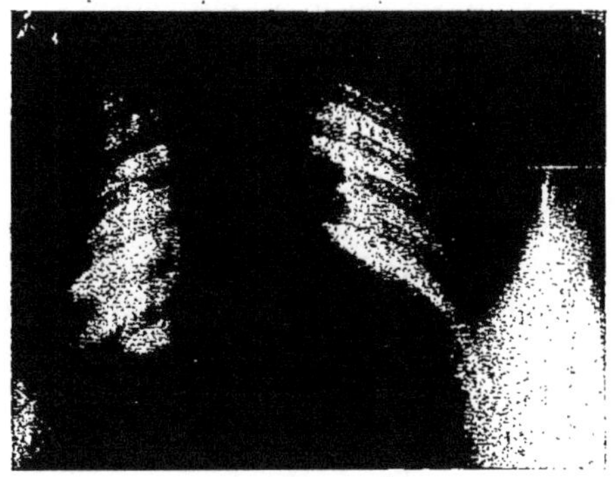

FIGURE XXX

Radiographie d'un cas d'aortite goutteuse avec dilatation.
(OBS. 976)

[Ce document accompagnait la demande de consultation].

sultations que nous ayons eu l'occasion de donner par correspondance, par l'intermédiaire d'un confrère, et où nous ayons pu ultérieurement vérifier les résultats particulièrement satisfaisants de l'ordonnance prescrite.

Après réception de la lettre du confrère et des documents annexés nous répondîmes :

« *D'après les documents communiqués :*

1) Age du malade : 65 ans.

2) Tension artérielle : $\frac{28}{12}$. Pouls bondissant.

3) Fréquence du pouls : 68.

4) Radiographie indiquant une hypertrophie cardiaque accusée avec épaississement probable des parois de l'aorte (V. page 99).

5) Symptômes éprouvés par le patient : crises paroxystiques de douleurs précordiales avec sensation d'étau, constrictions thoraciques, irradiations dans le bras gauche, engourdissement : bref crises d'angor.

« *Il semble s'agir :*

1) d'*aortite scléreuse* avec insuffisance type Hodgson et très vraisemblablement d'origine syphilitique très ancienne (20 à 35 ans) ;

2) avec tendance à l'insuffisance cardiaque [myocardite scléreuse et phénomènes d'angor] ;

3) elle s'accompagne à peu près sûrement d'un certain degré de sclérose rénale.

Il y aurait lieu de compléter l'examen par :

1) analyse d'urine complète de l'urine de 24 heures ;

2) dosage de l'urée sanguine ;

3) réaction de W. qui sera d'ailleurs vraisemblablement négative mais recherchez avec soin les antécédents. Je serais bien surpris si la syphilis ou le paludisme étaient absents.

« *Vous trouverez ci-après mes* ***suggestions thérapeutiques*** ».

Le traitement prescrit fut le suivant :

Traitement prescrit sous bénéfice d'inventaire

1) ***Régime lacto-végétalo-fruitarien :***

Avec 2 grammes de sel par jour.

Tous les deux jours à un seul repas : 100 grammes de viande, volaille ou poisson.

Un jour par semaine, *régime fruitarien strict* (fruits cuits ou crus, gâteaux secs, infusion).

2) ***Traitement médicamenteux :***

a) *10 jours par mois* :

Injections quotidiennes de 1 cc. de *Lipiodol* (1 cc. = 0 gr. 54 I = 0 gr. 71 KI).

b) *10 jours suivants :*

Onguent napolitain. . .	0 gr. 05
Beurre de cacao. . . .	3 gr.

f. s. a. pour un suppositoire n° 10.

Un suppositoire le soir au coucher.

Garder la nuit.

Soins méticuleux de la bouche et des dents.

Interrompre en cas de diarrhée.

c) *10 derniers jours* :

Granules de digitaline cristallisée de 1/10 de milligr.

Un granule dans la matinée n° 10.

3) ***Traitement externe :***

a) *Une fois par mois* : *8 ventouses scarifiées* sur les reins.

b) *Une fois par mois : 2 mouches de Milan* sur la région aortique.

Laisser à demeure 18 heures.

Panser la plaie *avec de la vaseline morphinée* à 1 o/o.

Le résultat extrêmement satisfaisant est figuré par les 3 figures XXXI, XXXII, XXXIII condensant l'examen ultérieur du malade en 1920.

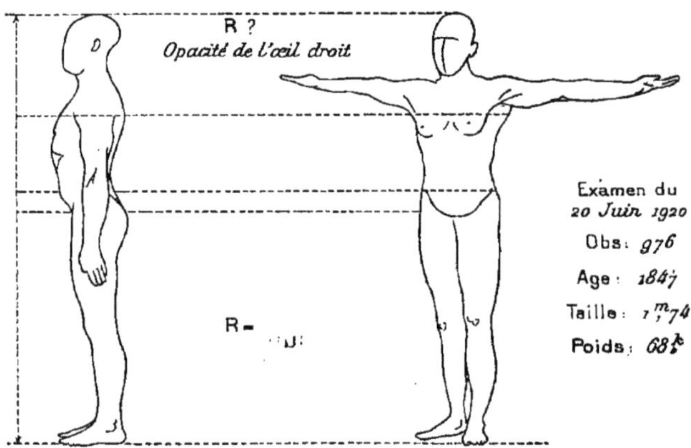

FIGURE XXXI

Aortite d'origine syphilitique.

Obs. 976 *(suite)*

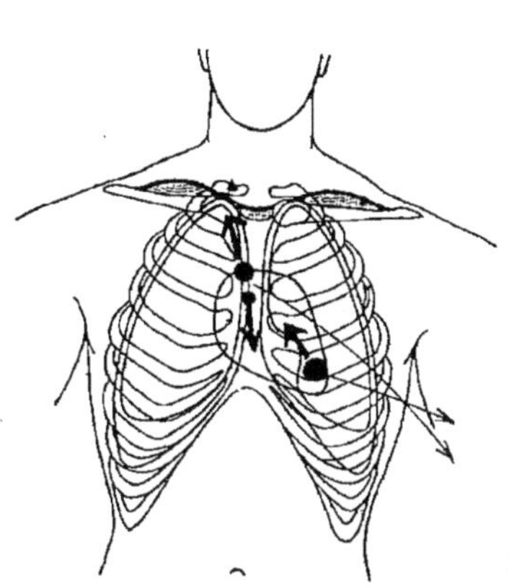

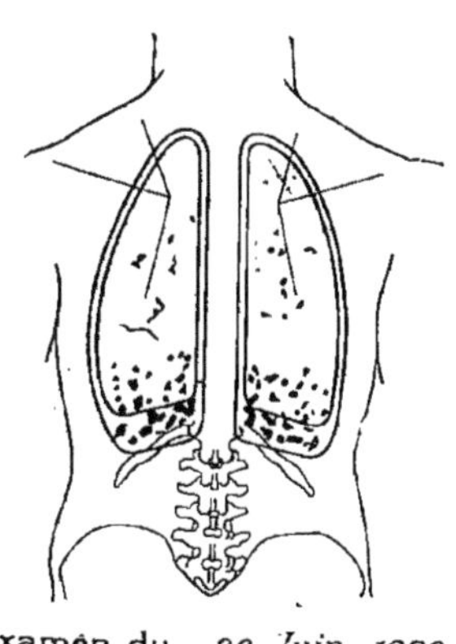

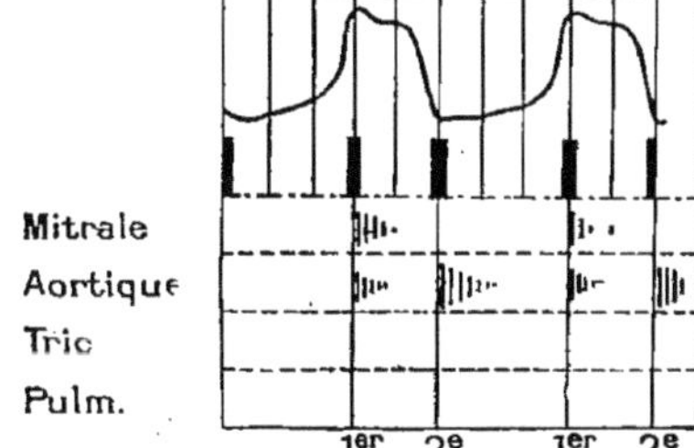

FIGURE XXXII

Aortite type Hodgson d'origine syphilitique.

$76 \frac{22}{8}$ } Traces albumine.
Urée sanguine : 0.47.
W —.

Bronchite chronique avec congestion des bases.

Hypertrophie prostatique.

Aucune crise d'angor ou de dyspnée paroxystique depuis le traitement.

Obs. 976 *(suite)*

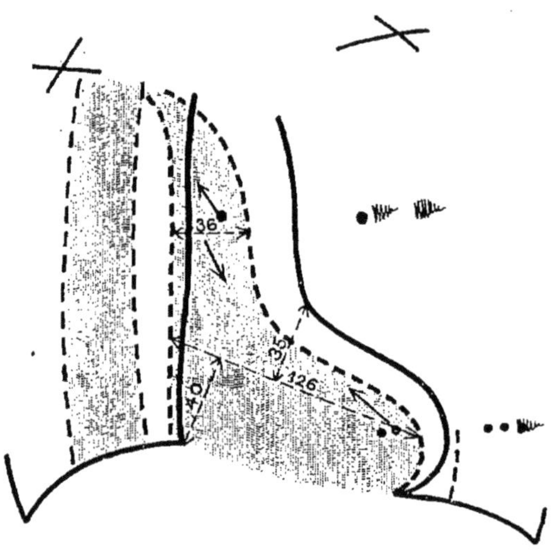

FIGURE XXXIII

Aortite avec insuffisance type Hodgson d'origine syphilitique.

Homme 1847. $1^m,74 = 68$ kilog. 70 $\frac{22}{8}$ traces d'albumine.

Σ { a + ; s + ; w —

Hypertrophie prostatique.

Orthoradiographies { frontale ——— ; oblique ....

B. Observation 2432

Cas type de maladie de Hodgson arrivée à la période de décompensation, d'hyposystolie et d'angor grave.

Le cas était rebelle et fort délicat.

Le résultat fut relativement très satisfaisant, ainsi qu'en témoignent les documents cliniques ci-après.

MALADIE DE HODGSON.

Deux indications étaient à remplir.

Indication physiopathologique : cardio-tonique.
Indication pathogénique : antisyphilitique.

Premier mois :

a) ***Régime mixte très réduit :*** hypoazoté, hypochloruré, hypohydrique.

Les trois premiers jours : régime dit de Karel o l. 800 de lait écrémé en 4 prises régulièrement espacées.

b) ***Repos presque absolu :*** lit, chaise longue, fauteuil.

c) ***Traitement médicamenteux.***

Première semaine :

Les *trois premiers jours* : trois granules de digitaline cristallisée chloroformique de 1/10 de milligr. *pro die*.

Les *trois derniers jours* :

Sulfate de spartéine. . .	o gr. o3
Théobromine	o gr. 4o
	f. s. a. p. un cachet

Trois par jour en dehors des repas.

Trois semaines suivantes :

Les *trois premiers jours de la semaine :* deux granules de digitaline cristallisée de 1/10 de milligramme *pro die.*

Les *trois derniers jours :*

1° Sulfate de spartéine	60 centigr.
Iodure de sodium	6 gr.
Sirop d'écorces d'oranges amères .	300 —

Une cuiller à dessert trois fois par jour au moment des repas.

2° Onguent napolitain	5 centigr.
Beurre de cacao	3 gr.

Pour un suppositoire n° 10. — Un suppositoire le soir au coucher, à garder la nuit.

A la fin de ce premier mois, l'amélioration est appréciable, la dyspnée moindre, œdème et albumine ont disparu, le traitement est modifié comme suit les *deuxième et troisième mois.*

Deuxième et troisième mois :

a) **Régime** plus libéral, hypoazoté, hypohydrique, hypochloruré, avec un jour hebdomadaire du régime fruitarien ;

b) **Repos** relatif avec petites marches dans l'appartement et le jardin ;

c) ***Traitement médicamenteux :***

1) Les *trois premiers jours de chaque semaine :* deux granules de digitaline de 1/10 de milligramme.

Les *trois derniers jours :* potion iodure-spartéine ci-dessus ;

2) Les *quinze premiers jours du mois :* suppositoire ci-dessus, à l'onguent napolitain ;

3) *Injection hebdomadaire* intraveineuse de doses pro-

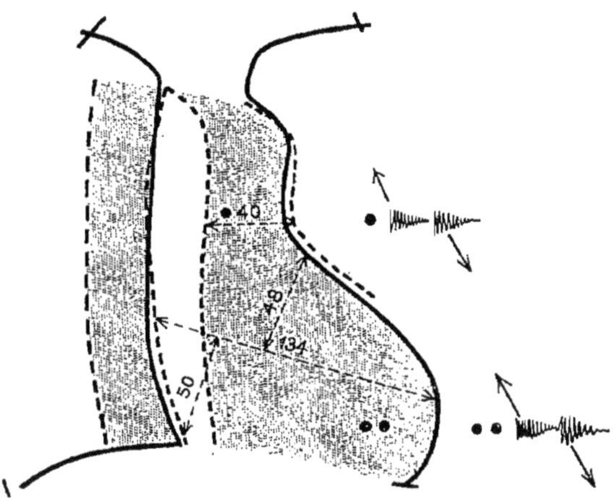

FIGURE XXXIV

Maladie de Hodgson à la période de décompensation, d'hyposystolie et d'angor grave.

(Obs. 2432).

Observation du 18 janvier 1918.

$$60\,\frac{20\ (\text{maxima}).}{6\ (\text{minima}).}$$

1° Σ { a +
s + + Paludisme +.
w —.

2° **Aortite (Hodgson).**

3° **Hyposystolie en grande partie rétrocédée.**

Disparition des œdèmes. Diminution du foie.

Diminution du cœur. Diminution de la dyspnée.

Disparition de l'albumine.

gressives de o gr. 15, o gr. 30, o gr. 45 de *novarsénobenzol* (914) en coïncidence avec le régime fruitarien.

L'amélioration fut considérable objectivement et subjectivement. Les signes d'hyposystolie rétrocédèrent complètement.

C. ECTASIE AORTIQUE

Observation 3353

Ectasie aortique avec dyspnée, toux, bouffissure de la face, angor.

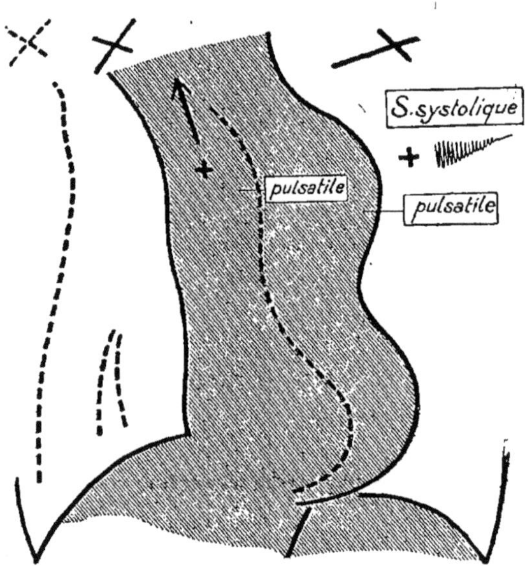

FIGURE XXXV
Orthoradioscopies frontale et oblique.

Homme 55 ans, 84 $\frac{19}{13}$. Σ : a+ s+ W? Survie : 24 mois.

1er mois.

a) ***Repos absolu :*** Lit, chaise longue, fauteuil.
b) ***Régime lacto-fruitarien :*** Lait 1 litre 1/2.
c) ***Huit ventouses scarifiées*** le 1er et le 15e jour.

d) ***Traitement médicamenteux :***

α. *12 premiers jours* :

1° Teinture d'iode . . . . Iodure de potassium. . Glycérine.	ââ 8 gr.	16 à 20 gouttes le matin dans du lait.
2° Onguent napolitain . . 0 gr. 05 Beurre de cacao . . . 4 gr. f. s. a. pour un suppositoire n° 12		un suppositoire le soir au coucher

β. *12 jours suivants* :

A 4 jours d'intervalle, 3 lavements de 0,10, 0,15, 0,25 de novarsénobenzol dissous dans 100 cc eau distillée.

γ. *dernière semaine* : aucun traitement.

e) ***Résultat*** : Amélioration marquée, surtout après arsénobenzol, diminution des œdèmes (4 kgs), de la tension, disparition des douleurs.

2e et 3e mois.

a) ***Repos relatif :*** maison, jardin, petites sorties ;

b) ***Même régime*** avec 2 litres de lait et un jour fruitarien hebdomadaire ;

c) 6 ***ventouses scarifiées mensuelles ;***

d) ***Traitement médicamenteux :***

α. *12 premiers jours du mois :*

Traitement iodo-ioduré-hydrargyrique précédent.

β. *12 jours suivants :*

A 4 jours d'intervalle *lavements de doses progressives de novarsénobenzol dans 100 cc. eau distillée :*

0,30, 0,45, 0,45 1er mois.

0,30, 0,45, 0,60, 0,75 2e mois.

γ. *dernière semaine :*

Aucun traitement.

e) ***Résultat :*** Grosse amélioration, disparition d'œdèmes, de bouffissure, de dyspnée, d'angor, des douleurs rétro-sternales, diminution des tensions sans modification du volume de la tumeur.

La survie fut de 2 ans.

REMARQUES RELATIVES A LA MISE EN ŒUVRE DES TRAITEMENTS PRÉCÉDENTS

Dans les cas où la surveillance médicale peut être étroite et où il n'y a pas de contre-indications :

La médication spécifique et antiscléreuse peut être rendue plus vigoureuse en substituant :

aux suppositoires d'onguent napolitain des injections intraveineuses de cyanure d'hydrargyre suivant tolérance,

aux lavements de novarsénobenzol des injections intraveineuses ou intra-musculaires de la même substance ou de substances similaires (sulfarsénol, amino arséno-phénol),

aux préparations iodurées, iodoiodurées ou iodoalbuminuriques des injections intramusculaires de Lipiodol.

Les injections intraveineuses de cyanure d'hydrargyre aux doses de 0,01 à 0,02 (suivant tolérance) par séries de 12 à 15 injections quotidiennes sont particulièrement recommandables. Leur effet sur les crises anginiformes est souvent remarquable. Nous avons vu maintes fois des crises graves et rebelles, subordonnées à une lésion aortique spécifique, céder rapidement et parfois définitivement à quelques séries de ces injections. Jamais nous n'avons observé d'accidents généraux ou circulatoires. Quelquefois des répercussions gastro-intestinales hémorragiques ou dysentériformes nous ont obligé à interrompre ou à cesser cette médication qui reste pour nous la médication de choix.

Il ne faudrait pas croire en dépit de l'apparence « fossile » de la prescription des ***suppositoires hydrargyriques*** susmentionnés que cette forme pharmaceutique réalise un mode de médication spécifique anodine. A nous en tenir aux résultats de notre expérience, elle vient, de suite, après les injections intraveineuses de sels solubles, comme rapidité et puissance d'action. N'oublions pas qu'en somme, le mercure métallique traversant les membranes avec une extraordinaire facilité (son absorption par la peau n'est-elle pas classique ? et *a fortiori* par les muqueuses), l'introduction rectale réalise une véritable injection intraportale qui va porter son action directement sur le foie, puis le cœur et les gros vaisseaux. En fait nous avons vu céder sous leur influence, des accidents syphilitiques rebelles au mercure administré par voie cutanée, buccale et hypodermique. En sorte que nous avons tendance à leur donner la préférence, quand pour une raison ou pour une autre les injections intraveineuses sont ou paraissent impossibles ou contre indiquées. Nous ne leur connaissons aucune contre-indication.

Ce mode d'administration a de plus l'avantage d'être commode, indolore et discret. Il permet enfin, et les praticiens apprécieront particulièrement cette qualité cardinale, de réaliser à l'insu du patient une médication spécifique très active, et on sait combien ceci est souvent précieux. Dans ces cas on aura recours au « camouflage » et à l' « escamotage ». L'onguent napolitain sera dénommé : Pom. hydr. gallicum (Codex) (Pomatum hydrargyrum gallicum), et intercalé entre de la jusquiame et de l'hamamelis. La prescription du suppositoire sera expliquée par la nécessité d'agir sur les hémorrhoïdes et le foie. On prescrira par exemple :

Extract Hoscyam	4 centigr.
Pom. hydr. gallicum (Codex) .	4 à 8 centigr.
Extract Hamamel	30 centigr.
Beurre de cacao	3 gr.

f. s. a. à froid pour un suppositoire nº 12

Un suppositoire le soir au coucher (avec les prescriptions d'usage).

Il est bien évident qu'on pourrait si on le jugeait convenable, réaliser la médication spécifique par les voies *buccale*, *cutanée* ou *hypodermique*.

Arsénobenzols

Au début de la ***médication arsénobenzolique*** les lésions de l'aorte et du myocarde étaient considérées comme des contre-indications absolues. Elles étaient expressément mentionnées comme telles dans la note d'Ehrlich accompagnant le Salvarsan (606) initial. Il devait en être ainsi en effet d'injections intraveineuses, qui abstraction faite de la toxicité grande du produit, de la technique relativement aléatoire et compliquée et du choc possible et fréquent, nécessitaient l'introduction quasi-brutale dans le système circulatoire d'une quantité relativement élevée de liquide (100 cc. à 500 cc.).

Le ***novarsénobenzol***, par sa toxicité beaucoup plus faible, sa stabilité relativement grande, la technique fort simple de son administration, la petite quantité de liquide qu'il nécessite (3 cc. à 10 cc.) a complètement écarté ces contre-indications. Les lésions de l'aorte et du myocarde, constituent au contraire, quand elles sont spécifiques, des indications formelles à son emploi. Tout au plus dans les cas particulièrement redoutables (ectasies volumineuses, dégénérescence myocardique marquée) pourra-t-on, devra-t-on avant de pratiquer les injections intraveineuses tâter la susceptibilité du patient soit par des injections intramusculaires de petites doses répétées conformément à l'enseignement de Sicard, soit — et c'est à cette méthode que nous donnons la préférence — par des lavements.

L'*amino-arséno-benzol* (Pomaret, Jeanselme) est particulièrement recommandable pour la pratique des injections intra-musculaires.

Iode, Iodures, Lipiodol

La médication *iodurée* à hautes doses 4, 6, 8, 10 gr. et plus était jadis la médication héroïque des accidents syphilitiques tertiaires et des anévrysmes aortiques dont l'origine syphilitique était cependant méconnue à cette époque.

Elle a été, sans doute, un peu à tort délaissée au cours de ces dernières décades. Les dangers de la médication iodurée intensive (néphrites, hypertension, rétention iodurée, œdème de la glotte, etc.) ont été bien mis en évidence. Toute valeur spécifique a été retirée aux iodures qui n'en restent pas moins de remarquables adjuvants des autres médications.

Et les faits cliniques tant anciens que récents attestent la remarquable valeur résolutive des iodures à doses élevées. Ils sont à peu près toujours utiles dans le traitement des affections aortiques. On pourra prescrire :

A. ***Les iodures*** soit sous forme de globules glutineux qui se dissolvent dans l'intestin. Ils sont titrés à 0 gr. 25, on en prescrira 4 à 12 par jour et plus suivant tolérance ou en potion associés aux *Bromures* si souvent utiles contre l'éréthisme neuro-cardiaque.

Iodure de sodium.	10 à 30 gr.
Bromure de sodium	12 gr.
Sirop éc. or. amères	300 gr.

Une cuiller à dessert 3 fois par jour au milieu des repas (potion pour 10 jours).

B. ***Les iodalbumines*** que l'on fera préparer extemporanément au patient. On peut prescrire :

Teinture d'iode . . . . 30 cc.

15 à 25 gouttes progressivement dans du lait le matin au petit déjeuner ou :

Teinture d'iode	âà 10 gr.
Iodure de sodium	
Glycérine neutre.	

20 à 30 gouttes progressivement le matin dans du lait.

C. ***Le Lipiodol***, huile iodée remarquablement active, et qui nous paraît être la préparation de choix.

On le prescrira à la dose de 1 à 3 cc. et plus, en injections hypodermiques quotidiennes par série de 10 à 20 mensuelles.

MÉDICATIONS DIVERSES

OPOTHÉRAPIE CARDIAQUE

L'opothérapie cardiaque est évidemment fort indiquée, dans la plupart des cas d'angine de poitrine, *où la puissance de réserve du myocarde joue, comme nous l'avons vu, un rôle capital.*

« L'opothérapie ne constitue nullement une médication « de l'asystolie, mais un agent thérapeutique dès mainte- « nant éprouvé de la débilité myocardique constitution- « nelle et de la dégénérescence myocardique acquise. Elle « semble agir surtout comme agent trophique, susceptible « d'accroître de façon effective la puissance de réserve du « cœur et, à ce point de vue, nous ne connaissons pas de « médicament qui puisse lui être comparé.

« Son action est à l'ordinaire lente, régulière, progres- « sive. On est parfois étonné de la rapidité relative de ses « effets.

« Elle trouve ses indications, et elles sont nombreuses, « dans tous les cas de défaillance et de dégénérescence « aiguë ou chronique du muscle cardiaque, étant bien « entendu qu'elle sera combinée, s'il y a lieu, aux agents « médicamenteux adéquats (digitale dans l'asystolie, trai- « tement spécifique dans les dégénérescences syphilitiques, « myothérapie dans les hyposphyxies, etc.) (Martinet, *Presse méd.*, 22 juin 1921).

On la prescrira soit à l'état de *poudre de cœur* ou de *peptone de cœur* (extraits secs concentrés dans le vide), administrés soit *par voie rectale*, soit *par voie buccale.*

Poudre de cœur (Extrait sec concentré dans le vide correspondant à environ 7 fois son poids d'organe frais).

Peptone de cœur (Extrait sec, peptonisé et soluble), correspondant à environ 8 fois son poids d'organe frais.

Ces deux préparations se prescrivent :

Soit en lavements : 1 cuillerée à café correspondant à 35 grammes environ d'organe frais, dissous dans un verre à madère de sérum artificiel ou d'eau pure.

On pourrait formuler :

Peptone de cœur	Une cuiller à café
Jaune d'œuf	No 1
Eau distillée	150 cmc.

On ajouterait quelques gouttes de laudanum en cas d'intolérance.

Soit par voie buccale aux doses de 1 à 3 gr. (en paquet, en cachet ou en Elixir) au moment des repas.

Ces préparations ne se prêtent guère à l'administration en cachets car les poudres de viande se putréfient facilement. La poudre est seulement recommandable pour les fortes doses — un flacon débouché doit être absorbé dans le courant d'une semaine au plus — pour éviter toute décomposition.

L'odeur si caractéristique de la peptone, nécessite le « camouflage » dans un aliment (potage, purée).

La forme liquide d'*Elixir*, est, à ce point de vue, très pratique. — C'est certainement le mode de choix à adopter tant au point de vue de la conservation de la peptone (classique d'ailleurs) que de la facilité de l'administration.

LA DIGITALE DANS LES ANGINES DE POITRINE

Nous n'avons rien à modifier à l'opinion que nous formulions en 1913 au Congrès de Londres :

Ayant constaté que dans les angines de poitrine :

1° *La tension maxima n'est pas toujours élevée,* qu'elle est souvent normale ;

2° *que l'hypertension minima est par contre la règle ;*

3° que la méthode graphique et l'observation oscillométrique révèlent avec une grande fréquence une inflexion de la ligne d'élévation systolique, une systole en deux temps, indice d'une discordance surtout manifeste vers la fin de la systole entre la puissance d'impulsion cardiaque et la résistance à vaincre ; nous avons tenté, contrairement à l'enseignement classique (ceci était éprouvé en 1911 et 1912 et écrit en 1913), la cure préventive des angines de poitrine par la médication digitalique.

Dans 10 cas d'angines de poitrine s'accompagnant de symptômes d'aortite plus ou moins nets et que nous avons pu suivre avec une suffisante rigueur la médication digitalique intermittente (période de 10 jours de 1/10 de milligramme de digitaline cristallisée ou son équivalent avec repos de 10 à 20 jours) a déterminé :

1° un abaissement constant plus ou moins marqué de la minima ;

2° une action inconstante mais le plus souvent hypotensive pour la maxima ;

3° un redressement de la ligne d'inscription graphique de la phase systolique, indice d'une adaptation meilleure de la contraction cardiaque aux résistances périphériques ;

4° une amélioration subjective très nette se traduisant

par l'atténuation, l'espacement, voire la disparition des crises d'angor ; par l'amélioration de l'activité générale et la rétrocession de la dyspnée d'effort.

Bref la ***médication digitalique n'est nullement contre-indiquée,*** du moins de façon formelle dans l'angine de poitrine. Dans les cas que nous avons observés jusqu'ici non seulement la dite médication n'a pas déterminé d'aggravation, mais au contraire, une action nettement favorable. S'il y a contre-indication, ce que l'avenir nous enseignera, c'est en tous cas une question d'espèce.

Nous ne pouvons que rééditer ces lignes écrites en 1913, car notre opinion n'a pas changé.

DIGITALE

Dans l'intervalle des crises d'angor mais pendant « l'état de mal » la médication sera subordonnée à la cause. On prescrira, non pas la médication digitalique intensive à haute dose de l'asystolie, mais la *médication digitalique à doses minimes et intermittentes*, 1/10 de milligramme de digitaline cristallisée ou son équivalent pharmacologique pendant 10 jours. C'est d'ailleurs aussi l'avis de M. Ch. Fiessinger qui dans sa communication à l'Académie (1) sur les formes curables de l'angine de poitrine recommande la digitaline à la dose de 1/10 de milligramme 3 ou 4 fois par semaine.

NITRITES

A l'exception de l'action fugace mais évidente du nitrite d'amyle et de la trinitrine *au moment même des crises*,

(1) Ch. Fiessinger, Les crises subintrantes et les formes curables d'angine de poitrine. *Académie de médecine,* 7 octobre 1913.

nous n'avons pas noté de résultats bien nets de l'emploi des nitrites, de la trinitrine et du tétranitrol dans les périodes intercalaires de l'état angineux et nous nous abstenons d'autant plus systématiquement de leur emploi en dehors des crises, que leur action dépressive du myocarde nous est apparue, à la longue, plus évidente.

Nous donnerons à l'occasion du traitement des crises quelques formules éprouvées.

RÉVULSION

Mouche de Milan. Cautère.

Nous nous sommes souvent bien trouvé de pratiquer une *révulsion thoracique violente* au niveau de la base du cœur, soit au moyen de l'application répétée de mouches de Milan, renouvelées de 5 en 5 jours, les plaies étant pansées avec de la vaseline morphinée, soit au moyen d'un cautère à demeure suivant l'enseignement de Peter. Nous avons dû parfois à cette pratique des résultats inespérés, comme chez cet Arménien dont le père et deux frères étaient morts d'angor, et qui, lui-même porteur d'une grosse lésion aortique et sujet à des crises d'angor majeur, vit en 1901, 1903, 1904 ses crises disparaître après l'application d'un cautère à demeure, et jouit d'une accalmie complète jusqu'en 1912.

On sait que les pointes de feu répétées sur la région précordiale et sternale supérieure procurent un réel soulagement à maints patients en état de mal.

Le plus souvent nous prescrivons la *révulsion par mouche de Milan.*

MYOTHÉRAPIE

Nous avons enfin observé, comme M. F. Heckel, l'*action parfois favorable et quasi curative exercée sur maints syndromes angineux par une myothérapie régulière, progressive, méthodique*; même, et j'ai tendance à dire surtout, chez des sujets éprouvant le symptôme à la marche, à la montée et dans l'effort. Le fait paraît paradoxal, il est tel. Et ce, non pas dans des cas d'angor névropathique, mais dans des cas d'angor grave avec aortite évidente.

Rien d'étonnant d'ailleurs quand on connaît le pouvoir trophonévrotique de l'entraînement progressif sur tous les systèmes musculaires. Encore faut-il que la puissance de réserve du cœur ne soit pas complètement épuisée.

DIÉTÉTIQUE

Bien entendu, *thé*, *café*, *liqueurs* et surtout *tabac* seront interdits. Le tabac ne suffit peut-être pas à lui seul à réaliser l'angor; son usage peut être funeste par l'intermédiaire de la syphilis ou de l'athérome coronarien.

D'une façon générale tous ces sujets, en état de mal se trouvent bien du *système des petits repas préconisé* par M. Ch. Fiessinger.

« Le *système des petits repas composés d'un plat* et répétés toutes les deux heures, de manière à parfaire à la fin du jour un ensemble de 7 repas. Ce système des petits repas peu abondants offre l'avantage d'éviter la distension stomacale, dont le retentissement sur la douleur angineuse est si manifeste. A partir de 8 heures du matin, toutes les deux heures, soit : un légume ou des pâtes, 60 à 80 grammes (4 à 5 cuillerées à soupe) environ et un verre à bordeaux d'eau chaude, soit 60 grammes d'entremets sucré ou de fruits sucrés, suivis de leur verre à bordeaux d'eau chaude. Une tasse de cacao au lait de 150 grammes peut être ordonnée deux fois par jour ; à midi : 50 grammes de viandes tendres (volaille rôtie, poisson, jambon) seront supportés, lorsqu'une bonne dépuration urinaire s'associera à une résistance suffisante du myocarde. Le verre à bordeaux d'eau chaude sera administré après chaque plat solide ; comme quantité de pain, 60 à 80 grammes par jour. »

Sans être aussi systématique nous n'en prescrivons pas moins une restriction alimentaire considérable et un régime très étudié. D'autant plus que les phénomènes dyspeptiques sont fréquents chez ces sujets, et que comme l'ont fort bien remarqué MM. Huchard et Albert Robin, angor, gastralgie, aérophagie, constituent un couple réversible et que s'il est fréquent de constater des répercussions angineuses de la dyspepsie, il est non moins fréquent de relever des répercussions stomacales de l'angor ; les liens anatomo-physio-pathologiques de l'estomac et du cœur sont tellement étroits qu'il n'y a pas lieu de s'étonner d'une telle symbiose. Si le danger est au cœur, on n'en oubliera pas pour cela de soigner l'estomac.

PSYCHOTHÉRAPIE

L'action psychique exercée par le médecin est ici énorme, capitale.

S'il doit avec tous ménagements convenables aviser l'entourage de la gravité du mal, s'il l'estime tel, ne fût-ce que pour conseiller d'accompagner le patient dans ses promenades, de ne pas le laisser la nuit isolé et sans secours possibles, et de veiller à la pratique d'une hygiène rationnelle, il doit toujours rassurer le malade, c'est une condition essentielle de l'amélioration. L'angine de poitrine engendre à des degrés divers l'angoisse, la peur, la terreur de la mort, mais l'angoisse, la peur, la terreur de la mort conditionnent à leur tour les angiospasmes générateurs de l'angor. Bien des angineux voient leurs accès se multiplier sous l'influence de l'attitude « Frère, il faut mourir » de l'entourage et du médecin. Les pauvres sont terrorisés et leur cœur l'est de même. Il faut les rassurer par des paroles et par des actes.

S'il s'agit d'un angor bénin de jeune névropathe aérophage, on combattra son aérophagie par les moyens appropriés, on lui affirmera la bénignité de son affection, on écartera formellement la réalité de l'angine de poitrine, et on démontrera que le mal n'est ni provoqué ni aggravé par les efforts et le mouvement (à l'ordinaire du moins).

S'il s'agit d'une angine grave, avec lésions aortiques, sans nier la réalité du syndrome (qui veut trop prouver ne prouve rien, et le patient perdrait alors toute confiance), on affirme, *ce qui est vrai*, que la gravité de ce mal a été fort exagérée, que l'on connait, suit et soigne depuis de très longues années des sujets atteints du même mal et qui, avec les précautions d'usage, mènent une vie normale, etc., etc. Enfin il ne sera pas mauvais de prescrire un « gri-gri » : nous entendons, par là, une potion stimulante dont on affirmera l'action préventive habituelle et au moins relative, que le malade devra toujours avoir sous la main, en poche ou sur sa table, et dont il devra prendre quelques gorgées en cas de malaise précurseur de la crise, la crise devant, de ce fait, ou avorter, ou perdre tout caractère dangereux. Le plus souvent le patient rassuré n'a que peu l'occasion d'en user. Nous prescrivons d'ordinaire :

Acétate d'ammoniaque.	4 gr.
Cognac vieux.	20 gr.
Sirop d'éther	40 gr.

par gorgées en cas de crise.

TRAITEMENT OPÉRATOIRE

Dans un cas particulièrement grave et rebelle à toutes les médications ci-dessus mentionnées, on pourrait discuter l'opportunité et la possibilité de l'opération de Jonesco (Résection du sympathique cervico-thoracique) à l'occasion de laquelle nous ne pourrions que répéter ce que nous avons dit antérieurement.

VII

TRAITEMENT DE LA CRISE

VII

« *La résolution d'un sage, auquel l'imminence d'un danger extrême n'ôte pas la vue nette et précise de ce qu'il est encore possible de tenter* ».

STENDHAL, *La Vie de Napoléon*, Ch. X, p. 153.

L'angine de poitrine est un des épisodes cliniques les plus émouvants de la pratique médicale — et à l'occasion duquel les qualités maitresses de l'homme d'action que doit être le vrai praticien : le calme, l'assurance, la décision, l'autorité, sont mises à la plus rude épreuve.

Ce n'est pas le moment des palabres et des atermoiements. La clinique d'action est une rude et salutaire discipline. Un œil clair, une main ferme, une conscience impavide sont ici nécessaires, comme d'ailleurs dans la conduite ordinaire de la vie des hommes et de celle des nations.

*
* *

Si la crise se produit chez un sujet connu et classé chez lequel on sait, *a priori*, qu'il s'agit d'une crise bénigne de ***névropathe, dyspeptique et aérophage***, la prescription et l'action devront être réduites au minimum :

1) *Compresses humides chaudes sur la région du cœur et de l'estomac ;*

2) *Quelques gorgées de sirop d'éther ;*

3) *Psychothérapie d'affirmation optimiste.*

Il est des plus utiles dans ces cas de ne se livrer à aucune pratique de nature à « ancrer » dans l'esprit du « pithiatique » l'idée d'une affection cardiaque et d'une crise redoutable. Toutefois il convient de ne pas tomber dans l'écueil inverse, de ne pas prendre le malade au sérieux, de le rudoyer, de le plaisanter, de le traiter en « pusillanime », en « imaginaire ». On traitera l'estomac, le plus souvent en cause, l'éréthisme nerveux toujours présent, et on paraphrasera le schéma d'ailleurs réel : le cœur innocent et victime légère de deux mauvais voisins, l'estomac et les nerfs.

Si le sujet est manifestement un aortique, un scléreux, un goutteux, un myocardique, chez lequel la crise peut être *a priori* redoutable on pratiquera sans tarder la médication décrite ci-après.

Si le sujet est un sujet neuf, on s'efforcera de se faire, sans tarder, une opinion rapide, par un examen bref du malade (pouls, tension, auscultation, antécédents). Bien souvent le diagnostic est évident, dans un sens ou dans l'autre, on agira en conséquence et comme il vient d'être dit. Dans les cas douteux ne pas perdre de temps à des quintessences, agir comme il est dit ci-après et remettre une conduite tout à fait rationnelle à plus ample informé.

AU MOMENT DE L'ACCÈS

En présence d'un grand accès d'angor, en général notre conduite est la suivante :

1° Injection à l'une des *cuisses*, comme *sédatif*, *antispasmodique*, de 1 cmc. de la solution suivante :

Sulfate d'atropine	3 milligr.
Chl. de morphine	10 centigr.
Eau distillée	10 cmc.

Injection quasi contemporaine, à l'autre cuisse de 2 à 3 cc. d'huile éthéro-camphrée à 10 o/o, comme *toni-cardiaque*.

Quelques auteurs déconseillent dans ces cas l'usage de la morphine « qui pourrait sidérer le myocarde ». Cette appréhension ne nous paraît fondée ni en droit, ni en fait. Sauf pour des doses élevées et toxiques nous n'avons vu cette action dépressive mentionnée par aucun cardiologue autorisé, et ne l'avons personnellement jamais constatée.

Il y a plus de deux siècles que Sydenham écrivait déjà : « Ce serait être peu instruit de la vertu de l'opium que « de l'employer seulement pour procurer le sommeil, « calmer les douleurs et arrêter la diarrhée, *l'opium est « encore un excellent cordial* ».

En fait, comme l'avait fort judicieusement noté Sydenham, les doses moyennes d'opium (0,03 à 0,10) déterminent plutôt une stimulation circulatoire, se traduisant par une légère amélioration du pouls et une légère augmentation de la pression différentielle. La face se colore, l'œil devient plus vif, l'excitation est manifeste.

Mais ce qui en rend l'emploi particulièrement recommandable dans l'angor, c'est l'action analgésique sédative si précieuse dans un syndrome essentiellement algique.

Tout au plus, pourrait-on dire, que l'emploi des extraits totaux titrés d'opium (pantopon, paveron) est plus recommandable parce que, du fait de la présence des alcaloïdes opiacés autres que la morphine, ils sont plus tonicardiaques.

2° *Grand enveloppement sinapisé du thorax*, pratiqué comme suit :

Dans une cuvette, verser deux litres d'eau très chaude, deux poignées de farine de moutarde, y rouler une serviette-éponge, bien exprimer, envelopper le thorax, recouvrir de taffetas gommé, fixer par une ceinture de flanelle, laisser à demeure 15 à 30 minutes jusqu'à réaction rouge franc de la peau thoracique.

Dans le même ordre d'idées, l'immersion des avant-bras dans un bain d'eau chaude et graduellement réchauffée (42°, 45° et plus), *bains de bras*, agit aussi d'une façon favorable, mais moins accusée que l'enveloppement thoracique.

3° L'inhalation de *nitrite d'amyle* est parfois utile pour gagner du temps. Son action immédiate, instantanée, procure au sujet un soulagement fugace, temporaire, mais qui permet néanmoins à la crise de s'éteindre et aux médications sus-indiquées d'agir.

On pourrait, d'autre part, employer la *trinitrine*.

Solution alcool. de trinitrine à 1 o/o .	XXX gouttes
Eau distillée	10 gr.

1/4 à 1/2 cc. en injection hypodermique

ou :

Solution alcool. de trinitrine à 1 o/o .	XXX gouttes
Sirop de fleur d'oranger.	50 gr.
Eau	250 gr.

2 à trois cuillerées à soupe.

ou :

Solution alcool. de trinitrine à 1 o/o .	L gouttes
Caféine	50 centigr.
Dionine	10 centigr.
Sirop de fleur d'oranger	100 cc.

1 à 3 cuillerées à café, 8 au maximum dans les 24 heures ou :

dragées de Trinitrine caféinée, 2 à 8 dans les 24 heures.

L'action, *parfois remarquable*, est beaucoup plus inconstante que celle du nitrite d'amyle en inhalations.

4o En cas d'œdème aigu du poumon, de dilatation du cœur gauche ou même de simple menace, aucune hésitation, la *saignée*, la vraie, par phlébotomie franche au pli du coude. Nous l'avons parfois pratiquée dans des conditions si graves, si désespérées, chez des sujets si cachectisés par une sclérose ancienne, que maints confrères avaient reculé, estimant « ne pas devoir achever une agonisante ». En fait, elle nous a toujours donné un résultat immédiat remarquable. En écrivant ces lignes, nous avons surtout en vue la mère d'un très distingué confrère, arrivée au terme ultime d'une cachexie scléreuse fort ancienne, anémiée, émaciée, exsangue, sujette à des crises terribles d'angor avec œdème aigu, expectoration sanguinolente, cyanose, dyspnée extrême. Chaque fois, la mort paraissait fatale, imminente ; chaque fois une saignée procura avec un soulagement presque immédiat, une amélioration ultérieure appréciable et, en fait, une survie de près d'un an. Certain soir en particulier, à 18 heures, crise d'angor brusque, violente avec dyspnée intense et ultérieurement cyanose, crachats sanglants assez abondants, très gros foyer d'œdème occupant les deux tiers inférieurs du poumon gauche. Deux amis requis par notre confrère se refusent à toute intervention tant la malade semblait agonisante. Nous la voyons à 20 heures, inerte, refroidie, les extrémités humides et cyanosées, les bronches pleines, le pouls à 130, l'aspect agonique. Nous pratiquons par ponction veineuse une saignée de 300 cc. d'un sang noir en même temps que nous faisons pratiquer des enveloppements chauds et une injection de 4 cc. d'huile camphrée. Progressivement, la dyspnée s'atténue, la nuit est assez satisfaisante, avec une grosse selle et une abondante miction. Le lendemain matin, à 10 heures, la malade est réchauffée, le pouls à 98, bien frappé, sans trop de dureté les bronches libres, la dyspnée modérée. La survie fut encore de près d'un semestre.

*
* *

Serait-il rationnel en dernier ressort de tenter ***une injection intracardiaque d'adrénaline par exemple?*** Aucune difficulté technique en tous cas.

Injections intracardiaques

Encore que les injections intracardiaques ne paraissent avoir jusqu'ici que des indications très limitées et tout à fait exceptionnelles — *syncopes anesthésiques graves* (*générale ou rachidienne*), *collapsus cardiaque post-hémorragique, choc pleural*, etc. — et que les résultats favorables obtenus dans des cas de ce genre soient encore en nombre fort restreint, la suggestion est cependant à retenir dans les cas de défaillance aiguë et grave du cœur.

Technique.

La Technique en est très simple et somme toute moins *délicate* même que la ponction du péricarde :

— Désinfection de la peau à la teinture d'iode.
— Se servir d'une aiguille fine de 2 millimètres et de 8 à 10 centimètres de longueur.
— Repérer le 4e espace intercostal gauche.
— Pénétrer au ras du sternum pour éviter la mammaire interne gauche.
— Diriger l'aiguille légèrement vers la ligne médiane en aspirant avec la seringue.
— A une profondeur variable suivant l'épaisseur du tissu conjonctif des sujets (3 cm. à 5 cm.) toute résistance cesse et le sang remplit la seringue. On est dans le ventricule droit.

— Injecter 1/2 à 1 cc. et plus de la solution d'adrénaline à 1/1000.

— Si l'on voulait pénétrer dans le ventricule gauche, on piquerait simplement à un travers de doigt en dedans de la pointe du cœur dans le 4e, 5e et même le 6e espace intercostal gauche en dirigeant l'aiguille en haut et un peu en dedans.

La littérature médicale compte à l'heure actuelle une vingtaine de cas de réactivation et de reviviscence du cœur obtenues dans ces conditions.

TRAITEMENT DE LA CRISE (Résumé).

1) ***Calmant. Sédatif. Antispasmodique. Analgésique.***
Morphine ou mieux extrait total injectable d'opium.

2) ***Tonicardiaque*** (non excitant).
Huile camphrée.
Digitaline en injection intraveineuse, en cas très graves, pratique *discutable*, *dangereuse*, *exceptionnelle.*

3) ***Révulsion vaso-dilatatrice.***
Enveloppements sinapisés du thorax.
Bains de bras chauds.

4) ***Médications vaso-dilatatrices.***
Nitrite d'amyle.
Trinitrine, tétranitrol.
Potion stimulant diffusible vasodilatatrice :
Acétate ammoniaque, cognac, éther.

5) ***En cas d'œdème aigu*** : saignée large.

6) ***Psychothérapie :*** calme, assurance, décision, autorité.

Un œil clair.
Une main ferme.
Une conscience impavide.

VIII

ANGINES DE POITRINE

BIBLIOGRAPHIE SÉLECTIONNÉE

BIBLIOGRAPHIE SÉLECTIONNÉE

ROUGNON DE BESANÇON. — *Lettre à Lorry en date du 23 février 1768* « sur la mort inopinée de M. Charles, capitaine de cavalerie en 1761 » (?).

HEBERDEN. — Communication au *Collège Royal des Médecins de Londres*, 21 juillet 1768.

— *Commentaries on the History and Cure of diseases*. Pectoris Dolor. London, 1772, page 152.

PARRY. — *An inquiry into Angina Pectoris*. Londres, 1799.

STOKES. — *Traité des maladies du cœur et de l'aorte*. Traduction de Sénac, p. 220.

∴

BAUMÈS. — Mémoires : Sternalgia, Sternodynia syncopalis. *Annales de la Société de médecine de Montpellier*, 1808.

DESPORTES. — *Traité de l'angine de poitrine*. Paris, 1811.

JEANNE. — *Traité de l'angine de poitrine*. Paris, 1815.

LARTIGUES. — *Traité de l'angine de poitrine*. Paris, 1838 et 1848.

TROUSSEAU. — *Clinique de l'Hôtel-Dieu*, 1861, t. I, p. 742 ; t. II, p. 511.

LANCEREAUX. — *Société de Biologie*, 1864.

∴

PETER. — *Leçons de clinique médicale*. Paris, 1873, t. I, p. 458.

— *Traité des maladies de cœur*, p. 662.

MARTINET (A.). — Angine de poitrine. *Thèse*. Paris, 1884.

CHARCOT. — *Progrès médical*, 1887, nos 32 et 33.

HUCHARD. — Des angines de poitrine. *Revue de médecine*, 1883.

— *Traité clinique des maladies du cœur et de l'aorte*. Paris, 1889, t. II, p. 13 et 127.

VULPIAN. — Tabès dorsal, accès de douleur thoracique à forme d'angine de poitrine, crises gastriques très violentes. *Revue de médecine*, 1885.
POTAIN. — *Cliniques de la Charité*, 1886.
GÉLINEAU. — *Traité des angines de poitrine*, 1887, p. 256.
LEFLAIVE. — *Gazette des Hôpitaux*, 1890, nº 5.
RENDU. — *Semaine médicale*, février 1899.

∴

TEISSIER. — L'aortite abdominale. *Semaine médicale*, 1902.
PAL. — *Gefässkrisen*. Wien, 1905. Les crises vasculaires. Traduction Babelon. Paris, 1908.
MERCKLEN. — *Leçons sur les troubles fonctionnels du cœur*, 1908, pp. 138, 139. 393.
Pr OSLER. — Lumleian Lectures, 1910. *Lancet*, 12 march 1910, p. 698.
BARIÉ. — *Maladies du cœur et de l'aorte*, 3e édit., p. 970.
FIESSINGER. — Angine de poitrine tabagique. *Ac. médecine*, 1er avril 1913.
— Les crises subintrantes d'angine de poitrine. *Ac. médecine*, 7 octobre 1913.
CLIFFORD (ALBUTT). — *Diseases of the arteries-including angina pectoris*. Londres, 1915, t. II, pp. 249, 274, 444, 449.
JAMES MACKENSIE. — *Principles of Diagnosis and Treatment in Heart affection*. London, 1916.
MARTINET (ALFRED). — *Communic. au Congrès de Londres*, 1913.
— *Clinique et thérapeutique circulatoires*. Paris, 1914, p. 502.
— Trait. des angines de poitrine.
— *Presse médicale*, 25 février 1920.
— *Cours libre Faculté de Méd. Paris*. Année 1921-1922
MOUGEOT (DE ROYAT). — De l'origine non syphilitique de quelques cas d'aortite chronique. *Royal Thermal*, 10 avril 1913.
SOCA. — Note sur le traitement de l'angine de poitrine. *Ann. Mal. Cœur*. avril 1915, p. 23.
HERRING (H. E.). — Zur erklärung des Plötzlichers Todes bei Angor Pectoris. *Munch. Med. Wochenschrift*, 2 novembre 1915.
H. WALTER VERDON. — Heart in relation to precordial pain and suddendeath. *Lancet*, 3 avril et 15 mai 1915, p. 1049.

GALLAVARDIN. — Etiologie des angines de poitrine. *Soc. méd. hôpit. Lyon*, 2 décembre 1919.
— Angine de poitrine vraie. *La Médecine*, mars 1920.
— Syndromes angineux dans les cardiopathies valvulaires, endocardiques aortiques et mitrales. *Presse médicale*, 28 juin 1922.
JAMES HERRICK et FRANCK NUZUN. — Angina pectoris. *Journal of the Am. Med. Association*, 12 janvier 1918.
FLETCHER INGALS et WILLIAM MECKER. — Angina Pectoris. *Journal of the Am. Med. Association*, 6 avril 1918.
LIAN (C.). — Diagnostic étiologique et pronostic des angines de poitrine *J. de méd. et de chirurgie pratique*, 25 mai 1919.
VAQUEZ. — *Traité des maladies du cœur*. Paris, 1921.
JONESCO. — Traitement chirurgical de l'angine de poitrine par la résection du sympathique cervico-thoracique. *Ac. de médecine*, 19 juillet 1921 et 25 octobre 1921.
— La résection du sympathique cervico-thoracique (Technique opératoire (*Presse médicale*, 26 avril 1922, p. 353.
R. SCHMIDT. — Contribution à l'étude des aortalgies (Angines de poitrine). Le symptôme de la douleur à la pression sur le plexus brachial gauche. *Medizin. Klinik*. Janvier 1922.

TABLE DES MATIÈRES

LAVAL. — IMPRIMERIE BARNÉOUD.

www.ingramcontent.com/pod-product-compliance
Ingram Content Group UK Ltd.
Pitfield, Milton Keynes, MK11 3LW, UK
UKHW022113260726
13993UKWH00001B/479

9 782329 205861